Chère Sonia, très heureux de vous
faire parvenir ce livre.
Je vous suis régulièrement et aime
beaucoup votre sourire.

Au plaisir de vous rencontrer.

Nicolas.

TRANSFORMEZ VOTRE SOURIRE, C'EST POSSIBLE

Dr Nicolas Gray

Transformez votre sourire, c'est possible

Fayard

Couverture : Studio Graph'm / Nicolas Dray

ISBN : 978-2-213-72735-6

Dépôt légal : juin 2025

« Vous avez une minute ? »

Je crois en la force des rituels, la puissance des routines. Celle que je vous propose ne prendra pas plus d'une minute dans votre quotidien.

Une minute pour… SOURIRE.

Un sourire qui va transformer votre journée et, pourquoi pas, votre vie tout entière.

Inscrivez ce sourire dans une pratique consciente et ritualisée. Chaque matin, offrez-vous cette minute, postez-vous devant le miroir et souriez. Même si ce sourire n'est pas encore naturel, forcez-le : vous serez surpris de constater à quel point il agit comme un véritable déclencheur de bonne humeur.

Au fil des jours, ce geste anodin deviendra une habitude qui insufflera une énergie positive dans tout votre être. Votre organisme libérera des hormones du bien-être et vous aborderez la journée avec plus de sérénité et d'entrain.

Quel que soit votre état de fatigue, quelle que soit votre humeur, vous verrez que vous ne pouvez pas lutter contre les effets d'un sourire : il booste votre mental et votre organisme.

On peut même dire que l'effet est double : le sourire active des zones bénéfiques de notre cerveau et *voir* le sourire renforce l'effet en faisant appel aux neurones miroirs, ceux qui jouent un rôle dans l'apprentissage par imitation.

En enclenchant ce cercle vertueux, vous allez peu à peu (re)gagner confiance en vous. Et, par ricochet, impacter votre santé. D'abord celle de vos dents – la santé dite bucco-dentaire –, ensuite votre santé globale.

Je vous explique ?

Chapitre 1

Souriez, vous n'êtes *pas* filmés

« *Dites, docteur... en quoi la santé bucco-dentaire influence-t-elle mon bien-être psychologique ?* »

C'est la question que m'a posée un patient à qui je tendais un kit de brossage après qu'il m'avait dit : « J'ai le *blues*, docteur. » J'entends d'ici les potentielles critiques, alors je mets tout de suite les choses au clair : loin de moi l'intention de minimiser son état, encore plus celle de me moquer de lui. Et, bien sûr, j'ai procédé à une série de questions clés visant à déterminer s'il fallait – une fois sa carie soignée – que je l'oriente vers un confrère psychologue. Mais quand j'ai compris que derrière ce *blues* se cachait surtout un gros manque de confiance en lui, j'ai réagi avec mes connaissances et mes propres clés professionnelles : je lui ai conseillé de sourire.

Du tac au tac, il m'a répondu : « Je n'ose pas car je n'aime pas mes dents. » Je m'y attendais : je ne compte plus les fois où j'ai entendu cette rengaine qui me désole. Procédez à un petit sondage autour de vous, posez la question : « Qu'est-ce qui vous empêche de sourire ? » Je parie que les réponses seront nombreuses, mais plus ou moins toujours les mêmes : les soucis – de boulot, d'argent, de cœur –, la morosité ambiante, l'état du monde et… la dentition.

« J'ai les dents trop jaunes », « J'ai les dents tachées », « On voit trop mes gencives », « J'ai les dents de travers », « Mes dents se chevauchent », « On voit mes plombages », « J'ai les dents trop écartées, « Je porte un appareil » (solidarité sans faille avec les adolescents qui entament leur vie affective « équipés » de bagues ou d'une gouttière)…

La liste est longue mais aucune de ces doléances n'est sans solution. Ce sont des problèmes auxquels on peut remédier en allant chez le dentiste et en suivant scrupuleusement une routine d'hygiène au quotidien. En favorisant la prévention dès le plus jeune âge, en transmettant l'importance de cette prévention et de cette hygiène, ainsi que l'amour de soi et de ses dents. Car, je ne vous apprends rien, on prend plus facilement soin des choses qu'on aime.

Certes, me direz-vous. Si j'ai une bonne dentition, je souris plus facilement. OK… Mais en quoi sourire plus facilement favorise-t-il mon bien-être psychologique et pourquoi ai-je tout intérêt à aimer mon sourire ?

La puissance du sourire

Le sourire favorise le bien-être. J'entends d'ici les esprits chagrins ou les plus rationnels qui diront que « tout ça, c'est du bla-bla *feel good* ». Non, cela va bien au-delà, et ma foi en la puissance du sourire se base sur des études que nous détaillerons au fil de mes explications.

Cet ouvrage n'a pas pour ambition de revenir sur la psychologie des émotions ; néanmoins, explorons quelques bases pour mieux comprendre l'importance du sourire. Il existe une théorie nommée rétroaction faciale – ou *feedback facial* – selon laquelle les mouvements du visage ont un impact sur les émotions, qu'ils peuvent les moduler voire les provoquer.

Les expressions faciales – comme le sourire ou, à l'inverse, le froncement de sourcils – ne sont donc pas seulement le reflet des émotions, mais elles ont un rôle actif dans leur construction. Comment ça marche ? Les mouvements de vos muscles agissent comme un signal envoyé à votre cerveau, qui va interpréter ledit signal comme étant significatif de votre état émotionnel.

Théorisé dans les années 1960 par le psychologue américain Silvan Tomkins, le postulat a ses détracteurs mais a donné lieu à de nombreuses études qui s'accordent à le confirmer. À la fin du XIXe siècle déjà, le psychologue et philosophe américain William James – frère du grand romancier – est l'un des premiers à attribuer aux expressions faciales la capacité d'influencer l'expérience émotionnelle[1]. Certes, pour lui, c'est un stimulus ou une perception extérieure qui provoque l'expression corporelle – en l'occurrence, le sourire –, mais c'est bien cette expression qui va induire une émotion.

En d'autres termes : l'émotion joie n'est pas la cause de l'expression sourire, c'est l'expression sourire qui est la cause de l'émotion joie. Vous me suivez ?

De là à dire que le sourire rendrait heureux, il n'y a qu'un pas. Franchissons-le ensemble !

---

1. Raymond E. Fancher et Alexandra Rutherford, *Pioneers of Psychology : a history*, New York, W.W. Norton, 2012, 4e édition.

Sourire pour être en bonne santé

Un proverbe chinois dit que « Sourire trois fois tous les jours rend tout médicament inutile ». De fait, si on observe ce qui se passe physiologiquement quand on sourit, il est évident qu'on a tout à y gagner – la Sécurité sociale aussi ! En termes neurologiques, la contraction des muscles du visage stimule l'amygdale qui libère des neurotransmetteurs, lesquels impactent positivement votre humeur.

Le mécanisme du sourire participe à :

- Libérer des endorphines, qui sont des neurotransmetteurs clés du cerveau, souvent associés au plaisir, à la motivation et à la récompense. Ils jouent un rôle essentiel dans notre envie d'agir et notre sensation de satisfaction.
- Libérer de la dopamine, ce neurotransmetteur central dans la régulation de l'humeur, du sommeil, de l'appétit et du bien-être général. On la surnomme l'« hormone de la sérénité ».
- Libérer de la sérotonine, dite « hormone du bonheur ».
- Réduire la libération de cortisol, l'hormone du stress qui impacte notre système immunitaire de manière négative. Par ricochet, sourire renforce donc ledit système immunitaire.

– Activer le système limbique qui favorise la mémorisation.
– Réduire la pression artérielle et améliorer la fonction vasculaire.

Au-delà de l'émotionnel, de la santé mentale, le sourire aurait donc aussi un impact sur la santé physique.

Sourire pour sociabiliser

À quoi servent les dents ? Manger, parler et sourire. Les dents ont ainsi une fonction sociale essentielle puisqu'elles permettent la parole et, par conséquent, la communication. Au-delà, le sourire, lui, renforce l'attractivité sociale.

Attention, je me dois de préciser une chose : à l'heure de l'hégémonie du selfie et des émoticônes, à l'heure du règne de l'image et du marketing, il serait facile de réduire le sourire à un automatisme et/ou à une injonction sociale, voire à un « fake ». On le sait, le sourire fait vendre et il est parfois trompeur. Mais ce n'est pas ce sourire-là dont je parle. Je ne parle pas de l'injonction sociale qui nous pousse à masquer nos émotions, voire à les trahir et à sourire « coûte que coûte ». Injonction qui est le plus souvent faite aux femmes ou aux enfants : « Souris à la dame ! »

Je parle du vrai sourire, franc. Qui engage les muscles du visage, dévoile la dentition, illumine le regard. Je parle du sourire qui nous unit, nous rapproche. Du sourire que l'on va puiser au plus profond de soi. Ce sourire-là permet l'attachement ; celui qu'un parent offre à son nourrisson le prouve puissance mille.

Sourire de toutes ses dents

L'expression du sourire est universelle, mais si on se penche sur la définition du sourire selon les cultures, on note des différences. Différences, aussi, selon les pays : ainsi le Larousse définit le sourire comme une « expression rieuse, marquée par de légers mouvements du visage, et en particulier un élément de la bouche, qui indique le plaisir, la sympathie, l'affection » ; quand le Cambridge en parle comme d'un « *happy or friendly expression on the face in which the ends of the mouth curve up slightly, often with the lips moving appart so that the teeth can be seen*[1] ».

1. « Expression joyeuse ou amicale du visage sur lequel les coins de la bouche se plissent légèrement, souvent avec les lèvres s'entrouvrant afin de révéler les dents. »

Montrer ses dents ou ne pas montrer ses dents, telle est la question…

Longtemps, le mot d'ordre a été de ne pas les montrer, le *leitmotiv* était : « Cachez ce sourire que je ne saurais voir. » On le verra un peu plus loin, l'histoire de l'art témoigne bien de cela. En société, il fallait contrôler ses émotions, la jouer « poker face ». En fait, le sourire est naturel, mais son expression en public dépend d'une construction sociale. Au-delà, c'est surtout le dévoilement des dents qui semble poser problème et s'attirer tous les « haros », particulièrement lorsque l'on est une femme… Le sourire, partie intégrante du continuum sexiste ? En tout cas, l'injonction à sourire ou son interdiction ne sont pas identiques selon notre genre. Et – est-il besoin de le préciser ? – comme beaucoup de choses, c'est plus complexe quand on est une femme ! Longtemps, le sourire au féminin a été taxé de séducteur ou de maléfique. Il était plus suspect, plus irrévérencieux que celui de l'homme. Connoté négativement, il était considéré comme une invitation au plaisir de la chair, au dévergondage.

Mais si l'interdit pèse toujours plus fort sur les femmes, les hommes aussi, en tout cas ceux de bonne naissance, ont été appelés à ne *pas* sourire. Dans *Les Règles de la bienséance et de la civilité chrétienne*, publiées en 1703, le prêtre Jean-Baptiste de

La Salle écrit : « Il y en a quelquefois qui élèvent tellement la lèvre d'en haut et abaissent si fort celle d'en bas que leurs dents paraissent quelquefois même tout entières : cela est tout à fait contre la bienséance qui ne veut pas qu'on voie jamais les dents à découvert, la nature ne les ayant couvertes des lèvres que pour les cacher. » Des siècles plus tard, la baronne de Rothschild donne le *la* de la bienséance et sourit en grand sur la couverture de ses livres…

L'histoire de l'art témoigne bien de l'évolution de la perception du sourire. Pendant une longue période, seuls les personnages connotés négativement – fous, vicieux, pauvres… – étaient représentés bouche ouverte. Au XVIIIe siècle, ça y est, le sourire apparaît timidement sur les portraits comme expression sincère et laisse entrevoir des dents. Un tour dans les musées permet de comprendre l'évolution du sourire mais aussi… celle de la dentisterie ! Car, au fond, dès lors que l'on a pu prendre soin de ses dents, les sourires se sont épanouis sur les toiles, en dehors de toute considération de bienséance…

Plus tard, la photo viendra aussi documenter l'histoire culturelle du sourire et l'évolution émotionnelle de nos sociétés. Entre les premières photos très sérieuses de nos aïeux dans les studios, les publicités glamour des années 50-60 où des familles parfaites affichaient des sourires vendeurs, les « cheeeeeese » de la fin du XXe siècle, les selfies « duck face » du XXIe ou encore l'interdiction de sourire sur les photos d'identité, c'est toute une histoire socioculturelle que le dévoilement ou non des dents raconte ; et même une histoire politique pour ce qui est du passeport puisque c'est une question de sécurité qui impose le « poker face ».

Parmi les sourires les plus connus au monde, il y a celui de la *Joconde*. Énigmatique, Mona Lisa ne dévoile pas ses dents : elle se conforme aux bonnes mœurs de son temps. Mais, que les amoureux de l'art me pardonnent ce sacrilège, j'ose la question : Mona Lisa, énigmatique, du fait de son savoir-vivre ou… peu confiante en ses dents ?

Car si le sourire stimule joie et confiance en soi, il faut néanmoins avoir confiance en sa dentition pour la dévoiler dans un sourire. Cette dentition, il faut donc en prendre soin, CQFD.

Sourire pour tous

Attention : quand je dis « Il faut prendre soin de vos dents », je ne veux pas culpabiliser ceux qui souffrent d'une mauvaise dentition. Pour de nombreuses raisons – dont la peur du dentiste que nous explorerons plus tard, mais aussi du fait de l'éducation à cette santé spécifique – « sourire pour tous » n'est pas une réalité… Mais c'est mon *leitmotiv* et mon vœu le plus cher ! Que la santé bucco-dentaire – et, par ricochet, le sourire – soit accessible à tous.

Or, on le sait, malgré notre système de santé, nous ne sommes pas tous égaux devant la prévention. L'accès à la santé peut parfois être corrélé à des facteurs économiques, sociaux et territoriaux. On se souvient de la petite phrase de Hollande – qui était bien plus qu'une petite phrase ! – sur les « sans dents[11] ». Derrière, il y a une réalité : les dents sont un marqueur social. Selon leur état, elles peuvent stigmatiser, raconter une hiérarchie, et, très souvent, les plus défavorisés vivent leurs problèmes dentaires dans la honte. Certains pensent trouver

1. En 2014, alors séparée de François Hollande, Valérie Trierweiler déclare publiquement : « Il s'est présenté comme l'homme qui n'aime pas les riches. En réalité, le président n'aime pas les pauvres. Lui, l'homme de gauche, dit en privé : "les sans-dents". » Deux ans plus tard, elle « enfonce le clou » en dévoilant un SMS de François Hollande, daté de 2008 – soit à l'époque où il était président de la République. Dans ce SMS, le chef de l'État, alors en visite en Corrèze pour l'inauguration d'un office du tourisme aux côtés de Bernadette Chirac, écrit : « Je suis avec ma copine Bernadette […]. Dans son discours, elle a fait un lapsus formidable. Rire général, même chez les "sans-dents". »

une solution à l'étranger : c'est le phénomène du tourisme dentaire et c'est quitte ou double (cf. dernier chapitre, « La boîte à vos questions »). J'ai vu revenir certains patients enchantés et d'autres dépités, souffrants et qui devront se ruiner pour remédier à ce qui a été fait.

Je lutte au quotidien contre ces inégalités, en tentant de « redessiner un sourire » à mes patients quels que soient leurs revenus. C'est pour cela que j'ai choisi de m'installer dans un quartier populaire, où j'exerce toujours. À ce stade du livre, j'aimerais jouer cartes sur table : j'entends les doutes que certains pourront nourrir sur la sincérité de ma démarche : « Quoi !? Un dentiste qui écrit un livre prônant le sourire ? Pff !... c'est pour faire du chiffre, séduire de nouveaux patients. En plus c'est un instagrameur. » En plus !

À cela, je n'ai que ma sincérité, mon sourire et la réalité de mon quotidien professionnel à opposer, loin du fantasme doré que l'on peut nourrir sur la profession. L'un de mes patients me taquine en m'appelant « docteur Los Angeles ». Il me dit : « Mais pourquoi vous restez là ? Il y a plus d'argent à se faire ailleurs ! » Mais je reste. Je reste pour tenter à ma manière de participer à la lutte contre l'inégalité des soins, l'inégalité des chances.

Sourire : facteur de santé mentale… et de réussite sociale

On l'aura compris, assumer ses dents et oser sourire est un facteur de bien-être. Serait-ce aussi dû à ce que l'on renvoie alors ? Une étude menée par l'université de Berkeley, Californie, en 2010 a ainsi révélé que les individus souriants étaient perçus par leur entourage comme plus compétents, plus chaleureux et plus accessibles, renforçant ainsi leurs perspectives sociales et professionnelles. « Être perçu comme » ne veut pas dire « être », mais l'un et l'autre se nourrissent.

À l'inverse, des dents abîmées, jaunies ou mal alignées, si on ne l'assume pas, peuvent créer une gêne sociale et impacter l'estime de soi. J'insiste bien sur le « si on ne l'assume pas », sur le fait que je parle ici de patients souffrant de complexes dentaires. Ceux-là évitent même de sourire ou de parler en public par peur du regard des autres. Ces complexes dentaires peuvent entraîner un repli sur soi et, dans certains cas, de l'anxiété ou de la dépression. En tout cas, ils peuvent fortement impacter les relations sociales de manière négative.

Une recherche publiée dans le *Journal of Clinical and Diagnostic Research* en 2015 a démontré que les problèmes dentaires tels que la mauvaise haleine, les dents abîmées ou les malocclusions pouvaient sensiblement diminuer la qualité de vie en provoquant une gêne constante dans les interactions sociales.

Selon une étude du *British Dental Journal* en 2012, près de 60 % des personnes souffrant de problèmes dentaires visibles ressentaient une anxiété sociale accrue, et plus de 30 % rapportaient des symptômes dépressifs associés.

Par conséquent, prendre soin de son sourire ne constitue pas uniquement un geste esthétique, mais un véritable investissement dans son bien-être psychologique et son succès social et professionnel. Il est essentiel de sensibiliser à l'importance d'une bonne santé bucco-dentaire pour favoriser la confiance en soi, l'épanouissement personnel et une intégration sociale réussie.

La bonne nouvelle, c'est que, si malgré toute votre volonté – et des années de psy et/ou de méditation et de développement personnel –, vous n'assumez pas vos dents telles qu'elles sont, de nombreuses solutions existent pour améliorer l'esthétique du sourire : blanchiment, orthodontie invisible, facettes, etc.

Sourire même quand ça va mal

On l'a vu, je préconise d'inscrire le sourire dans une pratique ritualisée. Or – et les amateurs de sport le savent – ce n'est pas toujours évident de se tenir à la rigueur d'une pratique quotidienne. Il y a des « jours sans… », des jours où l'on est de mauvaise humeur, où l'on n'a carrément pas envie de se lever. Pour autant, lorsque les épreuves se présentent, résistez à la tentation de vous laisser envahir par la tristesse ou l'amertume. « Souris à la vie, et la vie te sourira » n'est pas seulement un adage, mais une véritable philosophie de résilience.

Ne vous contentez pas d'attendre qu'un événement extérieur vienne éclaircir votre horizon : prenez les devants. Portez votre plus beau sourire envers chaque personne que vous croisez. Même s'il ne semble d'abord qu'un masque, vous découvrirez peu à peu qu'il s'imprègne dans votre cœur, jusqu'à devenir le reflet sincère de votre état d'esprit.

Et la magie opère : votre entourage, touché par votre attitude, vous renvoie cette même chaleur. Souvenez-vous que transmettre vos humeurs négatives aux autres est comme un petit crime contre la joie : personne ne mérite que vous lui voliez le sourire.

Mais alors, le sourire commence-t-il par le cœur ou par les lèvres ?

Dans bien des cas il s'invite d'abord sur les lèvres, puis descend dans le cœur pour y semer la paix. Le témoignage bouleversant d'une rescapée de la Shoah illustre cette force : « Dans mon cœur, il y a tant de soucis. Mais une fois que j'ai posé un sourire sur mes lèvres, il voyage jusqu'à mon cœur et rend tout plus supportable. » C'est ce simple geste qui, malgré les souffrances vécues, lui a permis de conserver espoir et humanité.

Alors, prenez résolument l'habitude de sourire, même lorsque tout semble sombre. Nourrissez votre cœur d'ondes positives, et vous verrez que les circonstances finissent par s'incliner devant la puissance de votre volonté. Un sourire, même forcé au départ, peut véritablement transformer votre journée… et pourquoi pas votre vie tout entière.

C'est quoi « sourire » ?

Le sourire est génétiquement inné, pour preuve, on l'observe chez des enfants aveugles de naissance. Dans son ouvrage *L'Expression des émotions chez l'homme et les animaux*, publié en 1874, Charles Darwin est le premier à souligner le caractère universel de l'expression des émotions.

Un siècle plus tard, en 1976, Paul Ekman lance une étude visant à confirmer que certaines expressions faciales, dont le sourire, sont universelles et non culturelles. L'action de sourire est donc commune à toutes les cultures, toutes les civilisations, mais… avec des nuances.

Concrètement, dix-sept muscles travaillent simultanément.

Au XIXe siècle, une étude menée par Duchenne sur la stimulation des muscles faciaux montre la différence entre sourire spontané et sourire forcé. Mais alors, me direz-vous, si je me force à sourire tous les matins devant la glace, l'effet est-il le même qu'un sourire spontané ? J'ai tendance à dire que oui, notamment grâce aux neurones miroirs (cf. plus haut).

Ma prescription :

Chaque matin, au réveil, positionnez-vous devant le miroir – au-dessus duquel vous avez le droit de choisir l'éclairage le plus flatteur –, regardez-vous puis actionnez les muscles zygomatiques pour plaquer sur votre visage le plus grand des sourires. Restez ainsi une minute entière.

Une minute, c'est court. Mais quand on se regarde sourire dans un miroir au réveil, c'est loooong. On peut se sentir bête à se regarder ainsi sourire sans raison. Ça peut déclencher un petit rire nerveux – pour ma part, il arrive autour de vingt secondes… Rire de protection ? En tout cas, c'est aussi ça le but : laisser aux mécanismes biologiques du bien-être (cf. plus haut) le temps de s'activer et se laisser traverser par ce sourire qui part de la bouche pour atteindre le cœur.

Vous verrez : les bienfaits de ce sourire-là sont de l'ordre de la santé mentale *et* physique.

Car la santé et l'hygiène bucco-dentaires ne se limitent pas à préserver un beau sourire et à alimenter la confiance en soi : elles exercent une influence notable sur notre santé en général. À ce sujet – celui du lien entre le soin que vous apportez à votre dentition et votre santé physique – j'ai encore deux, trois choses à vous dire… Vous me suivez pour un prochain chapitre ?

Chapitre 2

Ignorer ses dents, un risque de santé globale

« Dites, docteur… Je suis allée consulter un spécialiste pour des problèmes cardio-vasculaires et il a examiné… mes dents. »

Le jour où une patiente m'a tenu ce propos, ma première réaction a été de lui demander le nom de ce confrère pour le moins professionnel et aguerri. Car les liens entre mon secteur et celui du reste de la médecine sont encore trop distendus.

Dès le XVIIIe siècle, Pierre Fauchard, considéré comme le père de la chirurgie dentaire moderne, établissait un lien entre santé dentaire et santé générale. Trois siècles plus tard, pourtant, ce n'est pas une évidence, alors même que la bouche est la porte d'entrée de nombreuses bactéries qui peuvent avoir un impact sur l'ensemble du corps.

Je prône une approche globale du patient. J'aime à dire que je pratique une dentisterie « holistique ». Lorsqu'un patient vient me voir, je lui demande toujours s'il a mal. S'il me répond « non », je songe : tant mieux. Mais je précise : « Vous n'avez pas mal aux dents, mais peut-être avez-vous mal ailleurs ? » Le plus souvent, mon interlocuteur semble un peu interloqué... C'est que peu de dentistes se renseignent sur l'état de votre cœur, de vos yeux, de votre dos... Tout comme peu de médecins généralistes demandent à leurs patients d'ouvrir la bouche pour examiner leurs dents et leurs gencives.

Comme si les dents ne faisaient pas partie de notre anatomie, comme si nous n'étions pas un grand tout. Prendre soin de ses dents n'est donc pas seulement une question de santé dentaire, c'est une question de santé tout court.

La dent compte parmi les soixante-dix-huit organes qui composent l'anatomie humaine. Ce n'est pas un organe dit « vital » comme le cœur, le poumon... Néanmoins son état impacte directement le reste du corps.

Les dents, porte d'entrée du corps

Maladies cardio-vasculaires, diabète, maladies respiratoires, maladies neurodégénératives telles

Alzheimer ou Parkinson... La liste des conséquences physiques d'une mauvaise hygiène bucco-dentaire est longue et peu connue du grand public. Examinons ces conséquences cas par cas et tentons de décrypter les mécanismes.

1. Une mauvaise hygiène bucco-dentaire favorise le développement de maladies cardio-vasculaires comme l'athérosclérose, les infarctus ou les AVC.

Plus précisément, une mauvaise hygiène ou un mauvais suivi bucco-dentaires entraînent des maladies parodontales – c'est-à-dire des maladies des gencives et de l'os qui soutient les dents –, telles que la gingivite ou la parodontite, qui, à leur tour, peuvent contribuer à l'émergence de pathologies cardiaques, dont l'infarctus du myocarde.

Mécanisme :

Les bactéries responsables des infections des gencives et/ou de l'os de soutien des dents – à l'image de *Porphyromonas gingivalis* – peuvent pénétrer dans la circulation sanguine à travers des lésions gingivales et activer une réponse inflammatoire qui favorise l'athérosclérose.

Pour résumer : le processus inflammatoire chronique facilite l'agrégation plaquettaire ainsi que la formation de dépôts lipidiques dans les artères coronaires.

Par conséquent, l'état des gencives, s'il est négligé, peut aggraver un risque cardio-vasculaire déjà élevé chez les personnes fumeuses, stressées ou présentant des antécédents familiaux. Les études épidémiologiques et cliniques soulignent l'association étroite entre maladie parodontale et augmentation du risque d'accidents cardiaques, tout en rappelant, bien sûr, que d'autres facteurs comme le diabète ou la sédentarité jouent également un rôle.

Cas clinique :

Pour illustrer ces propos, prenons le cas de Monsieur R., cinquante ans. Soumis à un rythme de travail épuisant et fumeur depuis sa jeunesse, il ne prête guère attention à son hygiène bucco-dentaire.

Lorsque survient une violente douleur thoracique, il est conduit aux urgences et diagnostiqué d'un infarctus du myocarde. Une angioplastie d'urgence rétablit la circulation sanguine, mais le bilan global met en évidence une parodontite sévère : tartre abondant, gencives inflammées et saignantes, poches parodontales profondes. Les radiographies montrent une perte osseuse marquée autour de plusieurs dents.

Le cardiologue, en lien avec le chirurgien-dentiste, reconnaît que cet environnement inflammatoire permanent a pu aggraver la vulnérabilité cardiovasculaire de Monsieur R.

Outre son traitement pour réduire le risque de récidive d'infarctus, il commence un protocole de soins parodontaux – détartrage, surfaçage, visites de contrôle – et adopte une hygiène bucco-dentaire rigoureuse. Peu à peu, le saignement gingival diminue et sa santé générale s'améliore.

Ce parcours rappelle qu'une APPROCHE GLOBALE incluant la santé bucco-dentaire est cruciale pour protéger non seulement nos dents, mais aussi notre cœur.

Il n'y a pas de « petites actions » en termes de santé, alors, en plus de dire stop à la malbouffe, au tabac et à la sédentarité, armez-vous de votre brosse à dents, de fil dentaire et prenez rendez-vous chez votre dentiste !

2. Une mauvaise hygiène bucco-dentaire favorise les maladies neurodégénératives.

Plusieurs études[1] suggèrent qu'une mauvaise hygiène bucco-dentaire, associée à des infections chroniques des gencives, pourrait favoriser le développement ou l'aggravation de

1. https://www.fondation-alzheimer.org/un-lien-etabli-entre-infection-des-gencives-et-maladie-dalzheimer/

maladies neurodégénératives comme la maladie d'Alzheimer.

La maladie d'Alzheimer est à ce jour incurable. Elle entraîne la perte progressive et irréversible des fonctions mentales, notamment de la mémoire. La maladie va croissant dans nos sociétés.

Mécanisme :

Les bactéries responsables de la parodontite, telles que *Porphyromonas gingivalis*, sont capables de franchir la barrière gingivale et de circuler dans l'organisme. Ce phénomène contribue à une inflammation systémique susceptible d'affecter le cerveau.

En pénétrant dans la circulation sanguine, ces pathogènes libèrent des molécules pro-inflammatoires et des toxines, aggravant le stress oxydatif et la neuro-inflammation. Plusieurs recherches ont mis en évidence la présence de *Porphyromonas gingivalis* dans le tissu cérébral de patients atteints d'Alzheimer, suggérant que l'infection bucco-dentaire pourrait accélérer la dégénérescence neuronale.

Résultat : ces phénomènes accentuent la vulnérabilité cognitive.

Cas clinique :

Le cas de Madame L., soixante-dix ans, illustre cette corrélation. Au cours d'une consultation, un bilan neuropsychologique révèle des troubles de la mémoire et de l'orientation, diagnostiqués comme un stade précoce de la maladie d'Alzheimer.

Un examen dentaire met en évidence une parodontite sévère avec poches profondes et saignements, accompagnée d'accumulations de tartre. Le chirurgien-dentiste suspecte un lien entre l'infection chronique et l'aggravation de l'état cognitif.

Sous la coordination de son neurologue, Madame L. suit un traitement parodontal intensif et un suivi régulier. Parallèlement, son équipe soignante met en place des stratégies cognitives et une prise en charge médicamenteuse adaptée, visant à ralentir la progression de la maladie. Au fil des mois, la réduction de l'inflammation gingivale semble coïncider avec un meilleur confort.

Là encore, je ne dis pas qu'aller chez le dentiste est la solution miracle pour se prémunir de la maladie, et, naturellement, d'autres facteurs comme l'âge, la génétique et l'environnement influent également sur ces maladies.

Néanmoins, une APPROCHE GLOBALE rappelle que la maîtrise de l'inflammation bucco-dentaire constitue une composante essentielle de la lutte contre la maladie d'Alzheimer et, plus largement, de la protection de la santé cérébrale.

Une mauvaise hygiène bucco-dentaire favorise le diabète.

Le lien entre la santé bucco-dentaire et le diabète est étroit et souvent méconnu. Il revêt pourtant une importance cruciale pour notre santé globale. Les maladies parodontales et les infections dentaires, favorisées par une mauvaise hygiène bucco-dentaire, certains facteurs génétiques et de mauvaises habitudes comme le tabagisme, peuvent aggraver le diabète et provoquer des complications graves.

Mécanisme :

Les maladies parodontales, comme la gingivite et la parodontite, sont causées par des bactéries qui se multiplient dans la plaque dentaire et provoquent une inflammation chronique. Cette inflammation n'est pas limitée à la bouche, mais affecte tout l'organisme, perturbant le contrôle du sucre dans le sang.

Les bactéries et les médiateurs inflammatoires peuvent pénétrer dans la circulation sanguine via des gencives enflammées, amplifiant l'état inflammatoire global et rendant la gestion du diabète plus difficile. Cette interaction crée un cercle vicieux : l'inflammation buccale aggrave le diabète, et un diabète mal contrôlé favorise à son tour le développement et l'aggravation des maladies parodontales, en affaiblissant la capacité du corps à lutter contre les infections.

Cas clinique :

Pour mieux comprendre ces interactions, considérons le cas clinique de Madame Claire M., une patiente de cinquante-sept ans. Claire est une femme active et mère de deux enfants, qui consulte pour un bilan dentaire à la demande de son médecin généraliste. Depuis plusieurs mois, elle ressent une fatigue intense, une soif excessive et une difficulté à cicatriser après des petites blessures.

Son médecin suspecte un diabète et lui recommande une consultation dentaire pour évaluer son état buccal.

Lors de l'examen dentaire, il est immédiatement constaté que Claire présente une gingivite sévère accompagnée d'une parodontite débutante. Ses gencives sont gonflées, rouges et saignent facilement au brossage. Claire admet alors n'avoir jamais prêté beaucoup d'attention à ses dents, se limitant à un brossage irrégulier et à des consultations dentaires très espacées.

Après explications du dentiste, Claire prend conscience que sa santé dentaire négligée pourrait être un facteur contribuant à ses symptômes et au déclenchement du diabète. Elle comprend aussi qu'en améliorant sa santé bucco-dentaire elle pourrait améliorer grandement le contrôle de son diabète et prévenir d'autres complications potentiellement graves, telles que les maladies cardio-vasculaires ou les atteintes rénales, fréquemment associées à un diabète mal contrôlé.

Un traitement parodontal intensif est immédiatement entrepris. Il comprend un nettoyage professionnel approfondi, une éducation détaillée sur les techniques correctes d'hygiène bucco-dentaire – le plus important –, et l'introduction d'un suivi régulier pour contrôler l'évolution de son état parodontal. Parallèlement, Claire est dirigée vers son médecin pour une prise en charge complète de son diabète.

Au fil des mois, Claire adopte rigoureusement les conseils d'hygiène bucco-dentaire. Elle constate rapidement une amélioration notable de l'état de ses gencives, une réduction sensible des saignements, et une meilleure sensation générale en bouche. Plus important encore, lors de ses consultations médicales, les analyses montrent une nette amélioration de ses taux de glucose sanguin.

En seulement six mois, grâce à l'amélioration combinée de sa santé dentaire et de son hygiène de vie, cette patiente réussit à stabiliser son diabète à un niveau satisfaisant, réduisant ainsi considérablement les risques de complication. Ce cas clinique prouve clairement comment une bonne santé bucco-dentaire est essentielle dans la prévention et la gestion efficace du diabète.

Il souligne une fois encore l'importance vitale d'une approche globale de la santé, où la bouche joue un rôle central. Maintenir une excellente hygiène bucco-dentaire permet non seulement de préserver la santé des dents et des gencives, mais contribue aussi activement à prévenir ou à contrôler des maladies chroniques graves telles que le diabète, améliorant ainsi la qualité de vie générale.

4. Une mauvaise hygiène bucco-dentaire favorise les maladies respiratoires.

Une mauvaise hygiène bucco-dentaire et des infections chroniques des gencives peuvent favoriser le développement ou l'aggravation de maladies respiratoires, notamment la pneumonie, la bronchopneumopathie chronique obstructive (BPCO) et même des infections pulmonaires sévères.

Mécanisme :

Les bactéries présentes dans la plaque dentaire, comme *Streptococcus pneumoniae* et *Porphyromonas gingivalis*, peuvent migrer des cavités buccales vers les voies respiratoires, entraînant des complications pulmonaires.

Lors de la respiration, les bactéries buccales peuvent être inhalées et atteindre les poumons. Ce phénomène est particulièrement fréquent chez les personnes âgées ou immunodéprimées, pour qui l'aspiration de micro-organismes buccaux peut provoquer des infections pulmonaires graves. De plus, l'inflammation chronique causée par la parodontite augmente la production de cytokines pro-inflammatoires, qui exacerbent les maladies respiratoires en rendant les tissus pulmonaires plus vulnérables aux agressions.

Cas clinique :

Le cas de Monsieur D., soixante-cinq ans, illustre ce lien. Ancien fumeur atteint de BPCO, il souffre de toux chronique et d'essoufflement.

Lors d'une hospitalisation pour une infection pulmonaire sévère, son bilan de santé révèle une parodontite avancée, avec des poches gingivales profondes et une accumulation de tartre sous-gingival.

Le pneumologue, en collaboration avec le chirurgien-dentiste, suspecte que la colonisation bactérienne de la cavité buccale a aggravé son infection pulmonaire.

Monsieur D. suit alors un traitement parodontal incluant un détartrage profond, un surfaçage radiculaire et une amélioration de son hygiène bucco-dentaire. Après plusieurs mois de suivi, la diminution de l'inflammation gingivale coïncide avec une amélioration de son état respiratoire.

Ce cas souligne l'importance de l'entretien bucco-dentaire dans la prévention des maladies pulmonaires, particulièrement chez les patients à risque. Une bonne santé orale contribue ainsi directement à la protection du système respiratoire.

5. Une mauvaise hygiène bucco-dentaire favorise les rhumatismes.

La santé bucco-dentaire et les maladies rhumatismales partagent un lien étroit, souvent méconnu. Ce lien repose principalement sur le processus inflammatoire chronique déclenché par une mauvaise hygiène buccale et des infections dentaires récurrentes, telles que les parodontites, qui sont des infections sévères des tissus de soutien des dents.

Mécanisme :

Les bactéries responsables des infections buccales peuvent migrer dans la circulation sanguine, provoquant une réaction inflammatoire systémique qui exacerbe les troubles inflammatoires ailleurs dans le corps, notamment dans les articulations.

Cas clinique :

Madame C., une femme âgée de cinquante-six ans, souffre depuis plusieurs années de douleurs articulaires chroniques au niveau des mains et des genoux. Initialement, son médecin traitant diagnostique une arthrite rhumatoïde, une maladie auto-immune inflammatoire des articulations.

Malgré un traitement médical adapté comprenant des anti-inflammatoires et des immunosuppresseurs, Madame C. voit ses symptômes persister et même s'aggraver progressivement. Par ailleurs, elle se plaint fréquemment de saignements gingivaux, de douleurs dentaires et présente une halitose chronique (mauvaise haleine).

Sur les conseils de son rhumatologue, elle consulte alors un dentiste pour une évaluation approfondie de sa santé bucco-dentaire. L'examen révèle une parodontite avancée caractérisée par une inflammation sévère des gencives, un déchaussement dentaire important et la présence de nombreuses bactéries pathogènes.

Une analyse microbiologique confirme la présence de *Porphyromonas gingivalis*, une bactérie fortement associée aux formes agressives de parodontite et identifiée dans les articulations des patients atteints de maladies rhumatismales inflammatoires.

Suite à ce diagnostic, un traitement parodontal rigoureux est mis en place, incluant des séances de détartrage profond, des soins antibactériens locaux et un protocole d'hygiène bucco-dentaire renforcé. En quelques semaines, Madame C. observe une amélioration notable non seulement de ses symptômes buccaux, mais également de ses douleurs articulaires. Six mois plus tard, ses articulations sont moins douloureuses et moins gonflées et son traitement anti-inflammatoire est progressivement réduit.

Ce cas clinique illustre bien comment une mauvaise santé bucco-dentaire, par le biais d'une inflammation chronique systémique, peut exacerber les symptômes des maladies rhumatismales. Cela souligne l'importance d'un suivi bucco-dentaire régulier et rigoureux, particulièrement chez les patients souffrant de troubles inflammatoires chroniques, afin d'améliorer leur santé buccale mais aussi leur qualité de vie globale.

Tu as mal au dos ? montre-moi tes dents

C'est le mal du siècle et ses sources sont multiples : le mal de dos. Or, la relation entre la santé bucco-dentaire et les douleurs dorsales ou cervicales est souvent méconnue. Pourtant elle est bien réelle et peut être la clé pour résoudre des douleurs chroniques persistantes.

Imaginons le cas clinique de Monsieur S., un homme actif de quarante-cinq ans. Depuis plusieurs mois, Monsieur S. se réveille chaque matin avec des douleurs persistantes dans le bas du dos et les cervicales. Les consultations répétées chez l'ostéopathe, le kinésithérapeute et même des examens d'imagerie n'ont pas permis d'identifier précisément l'origine de ses douleurs ni de trouver un traitement durablement efficace.

Au cours d'une visite de contrôle chez son dentiste, Monsieur S. évoque l'air de rien ses douleurs persistantes. Curieux, le praticien effectue une évaluation approfondie de l'occlusion dentaire de son patient. En effet, une mauvaise occlusion ou un déséquilibre des mâchoires et de l'articulation temporo-mandibulaire (ATM) peuvent avoir des répercussions importantes sur tout le système postural. Un déséquilibre de l'occlusion force inconsciemment les muscles masticateurs à compenser, provoquant des tensions musculaires qui se répercutent progressivement vers les cervicales puis vers l'ensemble de la colonne vertébrale.

L'examen révèle effectivement une malocclusion dentaire chez Monsieur S., accompagnée de grincements nocturnes des dents – bruxisme, on y reviendra un peu plus bas –, un symptôme courant chez les patients souffrant de douleurs chroniques inexpliquées. En poussant l'investigation plus loin, le dentiste constate également que Monsieur S. présente une usure anormale de ses dents, signe caractéristique d'un déséquilibre occlusal chronique.

Poussant son analyse posturale, le dentiste interroge son patient sur ses antécédents et découvre qu'il souffre également d'hallux valgus, communément appelé « oignons », aux deux pieds et d'une voûte plantaire affaissée.

Ces problèmes podologiques, souvent ignorés par le patient, sont pourtant étroitement liés à la sphère buccale. La mâchoire et les pieds sont les deux extrémités du système postural : un déséquilibre en haut, au niveau de l'occlusion dentaire, peut entraîner un déséquilibre compensatoire en bas, au niveau des pieds, et inversement.

Pour confirmer ce lien, le dentiste renvoie Monsieur S. vers un podologue spécialisé. Ce dernier confirme que les problèmes dentaires et podologiques du patient sont corrélés, influençant directement sa posture générale. Il explique que les déséquilibres occlusaux obligent le corps à adapter constamment sa posture pour trouver une position confortable, entraînant des tensions musculaires chroniques. Ces tensions, à leur tour, génèrent progressivement les douleurs de dos et cervicales.

Un traitement multidisciplinaire est mis en place : correction occlusale chez le dentiste grâce à une gouttière nocturne adaptée pour soulager le bruxisme et rétablir une occlusion équilibrée, ainsi qu'un traitement podologique pour les pieds. Rapidement, les douleurs dorsales et cervicales de Monsieur S. diminuent considérablement. Au bout de quelques mois, ces douleurs disparaissent presque entièrement.

En parallèle, le patient suit un programme spécifique d'exercices posturaux et musculaires avec son kinésithérapeute afin de renforcer sa musculature et de consolider les bénéfices des traitements dentaires et podologiques.

Ce cas clinique illustre parfaitement l'importance d'une approche globale et multidisciplinaire dans la prise en charge des douleurs chroniques, notamment lorsqu'elles semblent inexpliquées.

Pour résumer : les douleurs de dos et cervicales peuvent ainsi trouver leur origine dans des problèmes dentaires, souvent associés à des troubles podologiques, qui se manifestent par des tensions musculaires compensatoires chroniques. Une meilleure compréhension de ces interactions complexes permet aux patients, mais également aux praticiens, de mieux identifier et traiter efficacement les sources réelles des douleurs chroniques, améliorant grandement la qualité de vie du patient sur le long terme.

De l'importance de la mastication

La mastication est bien plus qu'un simple geste automatique : c'est un pilier de notre santé globale. Lorsque l'hygiène bucco-dentaire, la prévention et les soins sont bien assurés, la mastication se déroule de manière optimale. Mais dans le cas contraire, une mastication insuffisante ou inadéquate entraîne des conséquences qui dépassent largement la simple sphère dentaire.

Si on y réfléchit un instant, cela semble évident ! Lorsque nous ne mastiquons pas assez, les aliments arrivent dans l'estomac sous forme de morceaux trop gros. L'estomac et tout le système digestif doivent alors compenser, en travaillant plus durement pour fragmenter ce qui aurait dû être préparé dans la bouche. Cette surcharge favorise l'apparition de troubles digestifs tels que des ballonnements, des reflux gastro-œsophagiens ou des douleurs abdominales.

Par ailleurs, une mauvaise mastication peut réduire considérablement l'absorption des nutriments essentiels. En effet, la première étape de la digestion commence dans la bouche grâce aux enzymes présentes dans la salive, notamment l'amylase, qui initient la dégradation des glucides. Lorsque ce processus initial est négligé, l'absorption des nutriments dans l'intestin grêle devient moins efficace, entraînant potentiellement des carences nutritionnelles malgré une alimentation équilibrée.

Et ce n'est pas tout. Une étude publiée en 2018 dans *The Journal of Nutrition* a démontré que mâcher moins de vingt fois par bouchée augmentait notablement le risque de surpoids et d'obésité. En effet, une mastication rapide perturbe le mécanisme naturel de satiété : les signaux hormonaux (leptine, insuline) n'ont pas le temps d'atteindre le cerveau avant que nous ayons déjà mangé en excès. Mastiquer lentement aide naturellement à mieux contrôler son appétit.

Sur le long terme, des recherches parues dans *Nutrients* en 2021 ont également révélé qu'une mastication insuffisante pouvait augmenter les risques de diabète de type 2, d'hypertension artérielle et de troubles lipidiques, en raison de déséquilibres métaboliques liés à une digestion inefficace et à une inflammation chronique de bas grade.

Enfin, la mastication joue un rôle primordial dans la santé bucco-dentaire en stimulant la production de salive, essentielle à la protection de l'émail dentaire, au maintien de l'équilibre microbiologique oral et à la prévention des caries et maladies parodontales.

En résumé, mastiquer correctement, lentement et consciemment n'est pas un détail. C'est un geste fondamental qui influence non seulement notre digestion, mais aussi notre nutrition, notre poids, notre santé métabolique, cardio-vasculaire, et bien sûr, notre santé bucco-dentaire. Un geste simple pourtant capable d'améliorer profondément notre qualité de vie.

La santé bucco-dentaire et les MST

La cavité buccale constitue une porte d'entrée privilégiée pour de nombreuses infections transmissibles par voie sexuelle, telles que l'herpès, le papillomavirus humain (HPV), la gonorrhée, la syphilis, le VIH et d'autres encore. À ce titre, la santé bucco-dentaire entretient un lien étroit avec les maladies sexuellement transmissibles (MST).
Les MST peuvent manifester leurs premiers symptômes dans la bouche par l'apparition

d'ulcères, de lésions, de rougeurs, ou encore par une inflammation persistante des gencives. Par exemple, le HPV peut provoquer des lésions buccales potentiellement précancéreuses. L'herpès génital peut aussi se manifester sous forme d'herpès buccal lors de contacts oro-génitaux, provoquant des éruptions douloureuses au niveau des lèvres ou à l'intérieur de la bouche. Ces infections buccales, lorsqu'elles ne sont pas reconnues et traitées, peuvent s'étendre à d'autres parties du corps ou être transmises à des partenaires.

Une mauvaise hygiène bucco-dentaire accentue ces risques en facilitant l'entrée et la propagation des bactéries et virus pathogènes. Des gencives fragilisées ou enflammées, des plaies buccales ou une sécheresse buccale chronique sont autant de portes d'entrée supplémentaires pour les agents infectieux.

Une excellente hygiène bucco-dentaire quotidienne participe donc à la prévention des MST orales : un brossage régulier des dents, l'usage du fil dentaire et des visites régulières chez le dentiste permettent de maintenir une bouche saine et de limiter les risques.

Profitons de cet espace pour rappeler qu'il est essentiel d'adopter des comportements sexuels sécurisés : l'utilisation systématique du préservatif ou des digues dentaires lors des pratiques sexuelles orales est recommandé pour réduire efficacement le risque de transmission. Moins connue que le préservatif, une digue dentaire est un carré de latex ou de polyuréthane que l'on applique sur les organes génitaux et qui sert de « barrière ».

Enfin, l'information et la sensibilisation jouent un rôle clé. Il est important de reconnaître précocement les signes potentiels d'une MST orale – comme des plaies persistantes, des lésions ou des douleurs inexpliquées dans la bouche – et de consulter rapidement un professionnel de santé si ces symptômes apparaissent. Un dépistage régulier des MST est également recommandé, surtout en cas de changements fréquents de partenaires sexuels ou de comportements à risque.

En adoptant une hygiène bucco-dentaire irréprochable, des pratiques sexuelles protégées et un suivi médical adapté, il est tout à fait possible de préserver efficacement sa santé buccale… et sa santé générale.

Conseil pratique : évitez de vous brosser les dents juste avant une pratique oro-génitale. Le brossage peut provoquer de micro-lésions invisibles sur les gencives ou la muqueuse buccale, facilitant ainsi l'entrée des virus et des bactéries. Préférez plutôt un bain de bouche ou un chewing-gum.

Un sommeil en dents de scie

Au-delà de l'impact physique, la santé bucco-dentaire peut aussi être à l'origine de troubles psychiques ou alerter sur la possibilité d'un diagnostic. Ainsi le stress et les troubles du sommeil.

Le stress :

« Dites, docteur, mon compagnon grince des dents la nuit… Y a-t-il une autre solution que les boules Quies ou la chambre à part ? »

Oui, pas de panique ! En l'occurrence, le compagnon en question est venu me consulter, et après quelques questions, le niveau de stress de l'homme m'a orienté vers du bruxisme : ce grincement des dents involontaire qui use l'émail et entraîne des douleurs à la mâchoire. Ce que l'examen clinique a confirmé.

Vos dents peuvent être un excellent baromètre pour déterminer votre niveau de stress, dans le sens où ce dernier a un impact direct sur la santé bucco-dentaire. Le stress affaiblit aussi le système immunitaire, rendant les gencives plus vulnérables aux infections et favorisant la parodontite. Et c'est un cercle vicieux puisque certaines personnes stressées négligent leur hygiène bucco-dentaire ou adoptent des comportements à risque (grignotages sucrés, tabagisme), ce qui augmente le risque de caries et d'inflammations.

Les signes d'alerte sont :

– Dents usées ou fissurées.

– Douleurs à la mâchoire ou aux tempes au réveil.

– Maux de tête fréquents.

– Sensation de tension dans les muscles du visage.

La solution n'est pas d'isoler la personne en faisant chambre à part mais de passer par un traitement qui repose sur le port d'une gouttière nocturne. Celle-ci protège les dents et réduit la pression sur la mâchoire.

<u>Bruxisme et troubles du sommeil : le cercle vicieux</u>

Le bruxisme n'est pas juste un tic nerveux et si vous, votre compagnon ou votre enfant serrez les dents la nuit, ce n'est pas forcément dû au stress d'un côté, à la peur de l'école de l'autre !

Le bruxisme est souvent lié à des microréveils nocturnes qui empêchent un sommeil réparateur. Il peut aussi être associé à des apnées du sommeil, ces pauses respiratoires où l'air ne passe plus correctement. Le corps, en manque d'oxygène, réagit en contractant les muscles, y compris ceux de la mâchoire, ce qui déclenche le bruxisme.

Résultat : un sommeil agité, des réveils fatigués, parfois des maux de tête au matin, et une journée gâchée !

Le bruxisme peut favoriser la respiration par la bouche, surtout chez ceux qui ont le nez souvent bouché. Et qui dit respiration buccale, dit sécheresse buccale ! La salive, essentielle pour protéger les dents et les gencives, se fait plus rare, augmentant le risque de caries, d'infections et de mauvaise haleine. Cela peut aussi aggraver les gingivites et favoriser les infections fongiques comme la candidose orale.

Que faire ? En parler à votre dentiste, bien sûr ! Là encore, une gouttière peut protéger les dents et un bilan du sommeil peut détecter un éventuel trouble respiratoire.

Relaxation, bonnes habitudes de sommeil et traitement des apnées peuvent également aider à retrouver des nuits plus paisibles et une bouche en meilleure santé. Bref, mieux dormir, c'est aussi protéger ses dents et son bien-être !

À noter aussi que, de manière générale, les infections dentaires ou les caries non traitées provoquent des douleurs nocturnes.

L'anecdote historique

S'il en est un qui était plutôt de nature maladive et qui a souffert des dents, c'est bien Louis XIV. Le Roi-Soleil avait l'hygiène buccodentaire de son époque (à savoir = affreuse) et a dû subir plusieurs interventions (comprendre = arrachages...). Dans le *Journal de la santé du roi entre 1647 et 1711*, tenu par ses médecins Vallot, d'Aquin et Fagon, on peut lire au sujet de Sa Majesté : « Sa douleur de dents s'est trouvée un peu plus opiniâtre, les ayant naturellement fort mauvaises. Souvent l'essence de girofle lui en a apaisé la douleur et quelquefois celle de thym ; mais comme elle est trop forte, elle brûle la bouche et excite l'envie de vomir... »
Ses dents « naturellement fort mauvaises » le font régulièrement souffrir et s'infectent... Jusqu'à un épisode particulièrement douloureux – et une carie qui devait l'être tout

autant – relaté en 1685 qui entraîna l'arrachage des dents de la mâchoire supérieure gauche. Résultat : « Toutes les fois qu'il buvait ou se gargarisait, [cela] portait l'eau de sa bouche dans le nez, d'où elle coulait comme d'une fontaine. » La solution ? Cautériser par le feu… (Ah, on a moins peur du dentiste du XXIe siècle tout d'un coup, non ?)

Ma prescription :

Le meilleur traitement, c'est la prévention. Alors, pour éviter qu'une dent gâtée « contamine » le reste du corps et de l'âme, un seul *leitmotiv* : prévention, prévention, prévention ! Or, selon une étude AMELI du 20 mars 2024 sur les Français et la santé bucco-dentaire, seulement 43 % des Français consultent chaque année leur chirurgien-dentiste, et souvent dans l'urgence. Par comparaison, dans les pays voisins, en Allemagne, au Royaume-Uni ou en Suède, le recours annuel concerne 70 à 85 % de la population. La prévention passe évidemment par ces visites chez votre praticien. Main dans la main avec la Sécurité sociale, la profession a mis en place des campagnes de prise en charge. Soyez attentifs à vos boîtes aux lettres ! Et consultez votre dentiste au moins une fois par an pour un contrôle et un éventuel détartrage.

Mais la prévention passe aussi par une hygiène stricte. Ainsi, à votre routine « sourire », j'ajoute une routine hygiène qui repose sur trois piliers : brossage, nettoyage interdentaire et alimentation équilibrée.

Il faut se brosser les dents deux fois par jour pendant deux minutes pour renforcer l'émail et se protéger contre les caries. Mais le brossage seul ne suffit pas : les espaces entre les dents ne sont pas nettoyés et c'est là que les bactéries s'accumulent. Il est donc essentiel d'utiliser du fil dentaire ou des brossettes interdentaires une fois par jour. Je vous propose plus loin un chapitre entier sur la routine hygiène, chapitre qui viendra détailler chacune des étapes.

Enfin, l'alimentation joue un rôle important : limiter les sucres et les grignotages évite de nourrir les bactéries responsables des caries.

TIPS

Bousculez vos habitudes, changez de main pour vous brosser les dents. Si vous êtes droitier, utilisez votre main gauche, et *vice versa*. Pourquoi ? Cela améliore votre dextérité ainsi que la neuroplasticité du cerveau et vous oblige à être plus attentif à chaque geste. Le brossage est souvent un geste automatique. Changer de main permet de se reconcentrer sur un geste devenu complètement machinal. En y mettant de l'intention, vous vous assurez de faire ça correctement !

Chapitre 3

Quand les dents sonnent l'alerte

« Dites, docteur… C'est un peu gênant à dire, mais… j'ai beau me laver les dents, rien n'y fait : j'ai mauvaise haleine. »

Mon patient rougissait derrière son masque qu'il avait pris l'habitude de porter pour esquiver ce problème et, dans ma tête, les warnings se sont allumés. Et si ce patient souffrait de troubles digestifs, hépatiques ou rénaux ?

La bouche est en effet un excellent indicateur de l'état de santé général, les dents peuvent avoir une fonction « warning », il est important de ne pas négliger certains signaux.

Concernant la mauvaise haleine, elle peut provenir d'un autre symptôme qu'une mauvaise hygiène. Face à ce patient, j'ai commencé par poser le mot scientifique donné à la mauvaise haleine : l'halitose. Immédiatement, j'ai perçu un premier soulagement : si la science lui donne un nom, c'est bien que c'est une chose partagée par d'autres et que ce n'est pas forcément de son fait.

Mais avant toute chose, listons les causes possibles de la mauvaise haleine :

- Une mauvaise hygiène bucco-dentaire : accumulation de plaque, caries, gingivite. Eh oui : une carie ou une gencive qui saigne, ça sent mauvais !
- Une langue chargée : les bactéries s'accumulent sur la langue, d'où l'intérêt du gratte-langue (cf. encadré à ce sujet).
- Une sécheresse buccale : un manque de salive favorise les mauvaises odeurs.
- Une couronne ou un plombage défectueux : ils gardent les résidus de nourriture qui pourrissent et qui sentent !
- La conséquence d'une absence de nettoyage interdentaire : qui entraîne une accumulation d'aliments entre les dents, aliments qui, là encore, pourrissent et sentent !
- Une conséquence de l'alimentation : l'ail, l'oignon, l'alcool ou le café peuvent laisser des odeurs persistantes.

– Des problèmes digestifs ou ORL : reflux gastriques, sinusites chroniques, infections.

Si mon patient ne se reconnaît dans aucun de ces cas, si, malgré une bonne hygiène, l'halitose persiste, je l'oriente vers un médecin pour identifier la cause sous-jacente. Car la mauvaise haleine chronique peut être révélatrice d'autres problèmes dans le corps. Pour l'halitose, précisons que la principale cause est d'origine buccale dans 85 à 90 % des cas selon les études récentes et notamment le *Journal of Breath Research*.

<u>Quels sont les autres symptômes bucco-dentaires qui doivent susciter votre vigilance ?</u>

– Une sécheresse buccale persistante : elle peut être causée par des maladies auto-immunes ou par des effets secondaires médicamenteux.
– Des lésions blanches ou rouges sur la langue ou les muqueuses : elles peuvent être le signe de carences en fer ou en vitamine B12, voire dans certains cas un signe précoce de cancer oral.
– Des gencives qui saignent fréquemment : elles peuvent signaler un diabète non diagnostiqué ou un déficit en vitamine C.
– Un déséquilibre du microbiote buccal : la muqueuse buccale est le reflet de la muqueuse intestinale, par conséquent, un déséquilibre du

microbiote buccal peut être le signe d'un déséquilibre du microbiote intestinal.

Constitué de milliards de bactéries qui vivent en équilibre dans notre bouche, le microbiote buccal joue un rôle essentiel dans notre immunité et notre bien-être. Lorsqu'il est sain, il protège les dents et les gencives contre les agressions extérieures en empêchant la prolifération des bactéries pathogènes. Il est donc la première barrière de défense contre les infections. Un déséquilibre causé par une mauvaise hygiène, une alimentation déséquilibrée ou certains traitements antibiotiques peut favoriser l'apparition de maladies comme les caries, la parodontite ou même des infections plus générales. Maintenir un microbiote buccal sain passe par une bonne hygiène, une alimentation équilibrée et une limitation des sucres raffinés. Toutes choses qui relèvent du bon sens !

Mon tiercé gagnant pour l'haleine

Au-delà de l'halitose, on peut tous avoir parfois mauvaise haleine. Voici trois conseils simples et efficaces à adopter pour garder une bonne haleine au quotidien :

1. Rincez-vous la bouche à l'eau claire après chaque repas : c'est L'HABITUDE à prendre. Se rincer la bouche avec de l'eau immédiatement après avoir mangé aide à éliminer les résidus alimentaires, limite la prolifération bactérienne et réduit ainsi la mauvaise haleine.
2. Mâchez des feuilles de menthe fraîche ou de persil : ces plantes contiennent des composés naturels capables de neutraliser efficacement les odeurs buccales tout en stimulant la production de salive pour une bouche hydratée et saine. Ça peut paraître bizarre, mais ces plantes sont de vrais alliés pour notre haleine.
3. Utilisez un bain de bouche naturel au bicarbonate de soude : mélangez une cuillère à café de bicarbonate de soude dans un verre d'eau tiède et faites un bain de bouche. Cela neutralise rapidement les bactéries responsables de la mauvaise haleine et équilibre le pH buccal.

TIPS : Quelques aliments peuvent aider à garder l'haleine fraîche

– Concombre : ses composés phytochimiques neutralisent les bactéries responsables des mauvaises odeurs.

– Fenouil : antibactérien naturel, il stimule la salive et combat la mauvaise haleine.

– Gingembre : ses actifs « tuent » les odeurs tout en améliorant la digestion.

Astuce express : mâchez des graines de fenouil ou pressez une tranche de concombre contre votre palais pendant quatre-vingt-dix secondes pour un effet antibactérien et une haleine fraîche naturellement.

Mais n'oubliez pas : rien ne remplace un bon brossage de dents pour garder une bouche saine et fraîche !

L'impact des médicaments

Certains médicaments peuvent avoir des effets indésirables sur la santé bucco-dentaire, mieux vaut le savoir et en parler à votre dentiste pour adapter votre suivi.

1. Antibiotiques (tétracyclines) : ils peuvent causer une coloration jaune-gris permanente des dents s'ils sont pris pendant l'enfance ou la grossesse.
2. Antihypertenseurs (bloqueurs des canaux calciques) : risques d'hypertrophies gingivales entraînant une augmentation des tissus

gingivaux, ce qui favorise les inflammations et les saignements.

3. Antidépresseurs et anxiolytiques : leur prise engendre souvent une diminution de la production salivaire, provoquant une sécheresse buccale (xérostomie). Cela augmente sensiblement le risque de caries et d'infections gingivales.
4. Bisphosphonates : utilisés contre l'ostéoporose, ils augmentent le risque d'ostéonécrose de la mâchoire, particulièrement après une extraction ou une chirurgie dentaire.
5. Antiépileptiques (phénytoïne) : sont parfois cause d'une hyperplasie gingivale, rendant difficile le maintien d'une bonne hygiène bucco-dentaire.
6. Inhalateurs de corticostéroïdes (asthme) : attention à leur utilisation ! S'ils sont mal utilisés, ils peuvent provoquer une candidose buccale, une infection fongique douloureuse.
7. Diurétiques et antihistaminiques : tout comme les antidépresseurs, ils peuvent induire une sécheresse buccale sévère, augmentant le risque de maladies dentaires.
8. Médicaments anticancéreux (chimiothérapie) : peuvent causer des mucosites, ulcères buccaux douloureux et des infections opportunistes

fréquentes dues à la baisse des défenses immunitaires.

9. Contraceptifs oraux : en raison des variations hormonales induites, ils peuvent accentuer les inflammations gingivales.
10. Médicaments antiacides (IPP) : à long terme, ils peuvent altérer l'équilibre du microbiote oral, favorisant les infections buccales.

Encore une fois, pour préserver au mieux votre santé bucco-dentaire, votre bien-être et éviter tous désagréments dus aux effets secondaires, il est important d'informer votre dentiste de tout traitement médicamenteux en cours afin d'adapter au mieux les soins préventifs et curatifs nécessaires.

Ma prescription :

ÉCOUTEZ-VOUS. Et envisagez votre corps comme une globalité, une « machine » faite de différents mécanismes qui ne fonctionnent pas les uns sans les autres. Là encore : consultez en prévention et n'hésitez pas à dire à votre médecin que vous souffrez des dents, à votre dentiste si vous souffrez d'autre chose que des dents. Nous aussi, professionnels de la santé, sommes les maillons d'une chaîne globale !

Chapitre 4

Cosmétique du sourire : entre la tentation « Hollywood » et l'authenticité

Le sourire Insta

« Docteur, j'aimerais avoir des dents comme celles-ci... »

... et ma patiente de désigner le sourire d'une actrice, d'une mannequin, d'une influenceuse... Sourire qui, le plus souvent, est plus blanc que blanc. Dentition qui est, faut-il le préciser, parfaitement alignée. C'est ce que j'appelle « la tentation du sourire Insta ».

Je suis dentiste et je suis très actif sur ce réseau social, pour autant, dois-je alimenter les fantasmes d'un sourire parfait selon les codes de ce monde-là ? Un sourire « ultra-bright » sans aucun défaut ? Sincèrement, je me pose la question et tente au maximum de sonder les véritables motivations de mes patients quand ils viennent pour des raisons purement esthétiques.

Car qu'est-ce qu'un « beau sourire » ? La notion d'esthétisme varie tellement selon les cultures, les civilisations, les époques (cf. fin de chapitre). Et si les médias et les tapis rouges regorgent de « people » au sourire étincelant et à la dentition ultra-« straight », il en est aussi pour afficher avec insolence et beauté des dents moins « conventionnelles »… Vanessa Paradis serait-elle encore Vanessa sans ses dents du bonheur ? Quoi de plus sexy que l'incisive riziforme de Kate Moss ou le sourire gingival de Laetitia Casta ? Madonna, quant à elle, quoique ne dédaignant pas la chirurgie esthétique, dit n'avoir jamais touché à ses dents (mais porte des grillz, ces bijoux couvrant les dents dont nous parlerons un peu plus bas).

Et que dire du charme de l'actrice britannique Aimee Lou Wood, révélée par la série *Sex Education* et à l'affiche de la troisième saison de *The White Lotus* ? Sur son compte Instagram, on peut trouver une vidéo dans laquelle elle explique que, petite, on la surnommait « Bugs Bunny », et elle confie : « Ma bouche […] me rendait différente. Je n'ai jamais vu d'actrice à la télévision avec des dents comme les miennes. Lorsque Georgia May Jagger (la fille du mannequin Jerry Hall et de Mick Jagger ndlr) est apparue dans une campagne publicitaire avec ses dents du bonheur, ce fut un grand moment. Je me suis alors dit que j'allais mettre du rouge à lèvres rouge et que j'allais attirer l'attention là-dessus. »

Preuve, s'il en fallait, que le glamour n'est pas toujours standardisé.

Un sourire plus blanc que blanc

« Entendu, docteur, je comprends bien,
mais j'suis pas Laetitia Casta ni la fille de Mick Jagger... Alors, quand même, j'aimerais au moins avoir les dents plus blanches ! »

...et la patiente me demande si le blanchiment peut être une solution et/ou si cela abîme les dents. Ma réponse est oui, bien sûr. S'il est bien réalisé par un professionnel, le blanchiment en cabinet ou avec des gouttières sur mesure utilise des agents éclaircissants comme le peroxyde d'hydrogène en doses contrôlées, sans danger pour l'émail. Contrairement aux idées reçues, il n'abîme donc pas les dents et peut en améliorer l'esthétique. Il n'est pas dangereux pour les dents lorsqu'il est pratiqué dans les conditions recommandées.

J'insiste là-dessus et même, j'allume les warnings, pour mettre en garde contre tout un florilège de « conseils » (*sic*) que l'on peut trouver sur le Net, véhiculés par des non-professionnels de santé et qui peuvent avoir des répercussions dramatiques.

Je pense notamment au brossage avec du bicarbonate, du citron, voire de l'eau oxygénée, qui peuvent fragiliser l'émail et provoquer une sensibilité dentaire (toutefois, le bicarbonate et l'eau oxygénée peuvent être prescrits pour des problèmes de gencives. Ils peuvent avoir un effet polissant et éliminer les taches, mais cela grâce à un effet abrasif. Donc : grande prudence et demandez conseil à votre dentiste).

Dans le même genre, les blanchiments « dans des bars à sourire », réalisés par des esthéticiennes ayant fait une journée de formation, s'apparentent à un exercice illégal de la médecine et représentent un danger pour les patients du fait de la non-maîtrise des produits utilisés et de l'absence d'examen clinique préalable.

Un blanchiment doit être adapté à chaque patient et réalisé sous surveillance d'un dentiste pour éviter les effets secondaires. Par « adapté à chaque patient », j'entends aussi une coloration qui se rapproche le plus possible de la teinte de votre émail. En fait, le terme « blanchiment » est un abus de langage, une facilité : il faudrait plutôt parler d'« éclaircissement ».

Enfin, il est à noter qu'une carie ou une maladie des gencives peut être une contre-indication au blanchiment, et cela, seul votre dentiste saura le détecter !

Le blanchiment, comment ça fonctionne ?

L'ingrédient actif principal, le peroxyde d'hydrogène, agit en décomposant les pigments responsables de la coloration sans altérer la structure profonde de l'émail. À noter cependant que le blanchiment peut entraîner temporairement une sensibilité dentaire, généralement modérée et réversible. Cette sensibilité est due à la déminéralisation superficielle de l'émail. Mais pas de panique, l'émail se reminéralise naturellement grâce à la salive. Pour minimiser les inconforts, il est recommandé d'utiliser des dentifrices spécifiques ou des gels reminéralisants après le traitement.

« Et à quelle fréquence puis-je faire des blanchiments ? »

C'est variable selon les cas, mais pas plus d'une fois par an et jamais sans l'avis de votre dentiste. À noter que la concentration de peroxyde est strictement encadrée en Europe par une directive européenne.

Vers votre couleur naturelle

« Dites, docteur… Pourquoi ai-je les dents jaunes alors que je me lave les dents ? »

Combien de fois l'ai-je entendu ! Et comme je comprends le désarroi de ces patients qui « font tout bien » mais ne voient pas les bénéfices.

Se brosser les dents quotidiennement est essentiel, mais malheureusement, cela ne suffit pas toujours à garder des dents parfaitement blanches. Plusieurs facteurs peuvent expliquer un jaunissement malgré une bonne hygiène, mais avant toute chose, il faut garder en tête que la couleur naturelle de vos dents n'est pas forcément le blanc !

La teinte des dents est en grande partie génétique. Certaines personnes ont naturellement un émail plus blanc, tandis que d'autres ont un émail plus translucide laissant apparaître la dentine sous-jacente, qui est naturellement... jaunâtre !

Lorsqu'on se lave le corps cinq fois par jour, on n'aura pas la peau plus claire. Eh bien, c'est pareil pour les dents. Néanmoins, la couleur naturelle peut être jaunie et endommagée par plusieurs facteurs :

- L'érosion de l'émail : avec le temps, l'émail s'use et s'amincit sous l'effet de l'acidité des aliments, des frottements mécaniques – brossage trop agressif – ou du vieillissement. Plus l'émail est fin, plus la dentine apparaît, donnant un aspect plus jaune aux dents.
- Les colorants alimentaires : certains aliments et boissons tachent l'émail au fil du temps. Le café, le thé, le vin rouge, les fruits rouges, le curry ou encore le tabac contiennent des pigments qui s'infiltrent dans l'émail et le colorent progressivement.
- L'accumulation de plaque et de tartre : même avec un brossage régulier, des dépôts peuvent se former sur les dents, notamment entre les espaces interdentaires et près des gencives. Le tartre, qui est une plaque dentaire minéralisée, prend souvent une teinte jaunâtre et ne peut être éliminé qu'avec un détartrage chez le dentiste.

- Un dentifrice inadapté : certains dentifrices ne sont pas suffisamment efficaces pour éliminer les taches de surface. À l'inverse, des dentifrices trop abrasifs, notamment ceux au charbon actif, peuvent user l'émail et aggraver le problème sur le long terme. Je reviens plus loin dans cet ouvrage sur le choix – qui peut se révéler cornélien – du dentifrice.
- Un manque de soins complémentaires : encore une fois, le brossage seul ne suffit pas toujours. L'utilisation de fil dentaire, de brossettes interdentaires et de bains de bouche adaptés peut améliorer l'élimination des résidus et limiter la coloration.

Focus sur la plaque dentaire

– Qu'est-ce que c'est ?
La plaque dentaire est une pellicule collante constituée principalement de bactéries, de débris alimentaires et de salive, qui se dépose continûment sur les dents.
– Comment se forme-t-elle ?
Elle se forme naturellement après chaque repas, particulièrement riche en sucres ou en

amidon. Si elle n'est pas éliminée régulièrement, la plaque se durcit et se transforme en tartre, rendant son retrait plus difficile.
– Quelles sont les conséquences ?
La plaque dentaire favorise la prolifération des bactéries responsables de caries, de gingivites et d'autres problèmes bucco-dentaires plus graves, tels que la parodontite.
– Comment l'éviter ?
En ayant une bonne hygiène bucco-dentaire au quotidien, incluant un brossage minutieux des dents deux fois par jour, l'utilisation régulière de fil dentaire ou de brossettes interdentaires et un suivi régulier chez le dentiste !

Des dents sous influence

« C'est cool, ça, docteur ! Non ? »

...et mon jeune patient d'agiter sous mon nez la photo de je ne sais quelle pop star arborant des strass sur les dents.

Les réseaux sociaux regorgent de « tendances dentaires » popularisées par les influenceurs et attirant particulièrement les jeunes. Si ces modes peuvent sembler attrayantes, il est essentiel d'être conscient des risques réels qu'elles présentent pour votre santé bucco-dentaire. Vous êtes « boomers » ou tout simplement peu au fait de la « *fashion* dentaire » et/ou des réseaux ? Voici une petite liste de ce qui fait fureur :

1. Les grillz dentaires : les rappeurs aiment volontiers orner/parer/habiller leurs dents. Les grillz en sont un bon exemple, nés de la culture rap et hip-hop des années 80. On peut en acheter en ligne. Ils sont plus ou moins « bling », plus ou moins ostentatoires. On en trouve en or, en argent, avec ou sans strass et diam's…

Or, ces bijoux métalliques portés sur les dents peuvent causer des blessures importantes au niveau des gencives et de l'émail, favoriser l'accumulation de bactéries, provoquer des infections, des inflammations gingivales et une mauvaise haleine chronique. Leur port prolongé peut même entraîner un déplacement dentaire permanent ou une usure prématurée de l'émail.

2. Les diamants dentaires ou strass dentaires : bien que plus discrets, ces petits bijoux nécessitent souvent une application avec des colles spécifiques qui peuvent endommager l'émail des dents. Une mauvaise application ou un

retrait incorrect peuvent conduire à une détérioration permanente de la surface dentaire, à une sensibilité accrue et à un risque augmenté de caries.

3. Les facettes dentaires à coller soi-même : très populaires sur les plateformes de vente en ligne, ces facettes non professionnelles présentent de graves dangers. Elles peuvent causer des infections gingivales, des inflammations chroniques, un désalignement occlusal sévère et endommager irréversiblement l'émail naturel. De plus, sans adaptation personnalisée par un dentiste, elles créent souvent des espaces où les bactéries s'accumulent, augmentant ainsi les risques de maladies parodontales.

4. Les gouttières orthodontiques vendues en ligne : les traitements orthodontiques « faits maison » gagnent du terrain, mais les risques sont considérables ! Sans suivi professionnel, ces gouttières peuvent provoquer des déplacements incontrôlés des dents, des pathologies de l'articulation temporo-mandibulaire, des fractures dentaires ou même des pertes dentaires irréversibles. Une mauvaise utilisation peut aggraver significativement la santé

bucco-dentaire et nécessiter des traitements correctifs coûteux.

Je vous propose un peu plus loin un focus sur les gouttières d'alignement.

5. Le blanchiment à domicile sans supervision : les produits blanchissants achetés sur les réseaux sociaux, sans réglementation claire, comportent souvent des concentrations de peroxyde trop élevées. L'utilisation incontrôlée de ces produits peut entraîner une hypersensibilité dentaire sévère, des brûlures chimiques des gencives, voire une fragilisation et une usure accélérée de l'émail dentaire.

6. Les produits de soins dentaires miracles ou alternatifs : dentifrices au charbon actif, poudres de blanchiment ou autres produits populaires sur les réseaux sociaux ne sont pas toujours validés scientifiquement. Beaucoup d'entre eux, bien qu'attrayants, possèdent des propriétés abrasives excessives qui détériorent l'émail dentaire et exposent davantage les dents aux caries et à la sensibilité.

Face à ces risques importants, il est crucial d'être prudent vis-à-vis des tendances dentaires promues sur les réseaux sociaux. Votre santé bucco-dentaire mérite l'expertise et la supervision de professionnels qualifiés pour garantir sécurité, efficacité et préservation durable de votre sourire. Les ados particulièrement peuvent être la cible de ce qui est devenu un marché, alors si vous avez un ado à la maison, parlez-en avec lui !

Un sourire aligné

« Un appareil à quarante ans !?
Hors de question, docteur ! »

Sans parler de cosmétique et du désir d'avoir des dents parfaitement alignées, il est parfois nécessaire de passer par un traitement orthodontique à l'âge où ça n'est plus (forcément) de coutume. Inconnues il y a encore une dizaine d'années, les gouttières d'alignement sont aujourd'hui monnaie courante et ne sont pas réservées aux adolescents (auxquels je consacre un chapitre plus loin dans l'ouvrage). Il est ainsi devenu fréquent de les voir dans la bouche de la banquière, du boulanger ou de cet ami qu'on croise au restaurant.

Ces gouttières d'alignement pour adultes sont une alternative populaire et efficace aux traitements orthodontiques traditionnels, tels que les bagues métalliques. Ce dispositif transparent, discret et amovible est particulièrement apprécié par les adultes pour son aspect esthétique et pratique au quotidien. Le concept est simple : une série de gouttières transparentes sur mesure, appelées aligneurs, est créée spécifiquement pour chaque patient afin de déplacer progressivement les dents vers leur position idéale.

Ces gouttières peuvent être adaptées à divers types de corrections orthodontiques. Pour un léger alignement dentaire, comme un chevauchement mineur ou des espaces restreints entre les dents, les gouttières offrent une solution rapide et très efficace, souvent avec des résultats visibles en quelques mois seulement.

Toutefois, leur usage ne se limite pas aux cas simples. Aujourd'hui, grâce au progrès des technologies numériques et à l'expérience accrue des professionnels, les gouttières peuvent également être utilisées pour des traitements orthodontiques plus complexes, impliquant parfois des déplacements dentaires plus importants. Dans ces cas, le traitement sera plus long et nécessitera un suivi rigoureux par un spécialiste qualifié.

Les avantages des gouttières d'alignement pour adultes sont nombreux. En premier lieu, bien sûr, leur transparence qui les rend pratiquement invisibles. Ensuite, elles sont amovibles, facilitant grandement l'hygiène bucco-dentaire au quotidien, puisqu'elles peuvent être retirées pour les repas, le brossage des dents et l'utilisation du fil dentaire. Cela réduit considérablement les risques de caries, de gingivite ou d'autres problèmes liés à une hygiène insuffisante, souvent observés avec les appareils fixes.

On l'a dit, les gouttières sont transparentes. Mais si vous observez bien, vous noterez des reliefs blancs sur certaines dents : ce sont des petits taquets, aussi appelés « attachements ». Ces taquets en résine composite de couleur similaire aux dents servent d'ancrage et facilitent les mouvements dentaires précis en offrant un meilleur contrôle à la gouttière.

Mais évidemment, comme chaque médaille a son revers, les gouttières d'alignement présentent également quelques inconvénients. Leur efficacité dépend directement de la rigueur du patient à respecter les consignes d'utilisation. Car pour obtenir des résultats optimaux, les gouttières doivent être portées au minimum vingt à vingt-deux heures par jour. Le non-respect de cette consigne peut entraîner un ralentissement notable du traitement ou même des résultats insatisfaisants. De plus, bien que très performantes, les gouttières peuvent ne pas convenir aux corrections orthodontiques extrêmement complexes ou nécessitant des déplacements dentaires importants. Dans ces cas-là, des techniques complémentaires ou alternatives pourraient être envisagées.

Bon à savoir :

AVANT le traitement : il se peut que le dentiste doive limer entre les dents pour mettre les gouttières. On appelle cela le *stripping*. Cette technique consiste en un léger polissage de l'émail entre certaines dents – quelques dixièmes de millimètres – afin de créer de petits espaces indispensables pour permettre un meilleur alignement. Réalisé par un professionnel qualifié, le *stripping* est sans danger et n'abîme pas les dents, car il respecte toujours la quantité d'émail minimale nécessaire à la santé dentaire.

APRÈS le traitement : on recommande fortement ce qu'on appelle une « contention ». Pour ma part, je la recommande OBLIGATOIREMENT pour conserver les résultats obtenus. Elle peut être réalisée soit par un fil de contention discret collé derrière les incisives, lorsque c'est possible, soit par une gouttière nocturne portée chaque nuit pendant au moins deux ans. Bien que la contention ne soit pas une obligation légale ou médicale stricte, elle constitue une étape cruciale pour éviter tout risque de récidive orthodontique, assurant ainsi la pérennité de votre nouveau sourire.

À chaque époque son sourire

Le sourire parfait a évolué au fil du temps et varie encore aujourd'hui selon les cultures. Ce qui est considéré comme esthétique dans un pays peut être perçu différemment ailleurs. Alors, quelle a été l'évolution de l'esthétique du sourire au fil des époques ?

1. L'Antiquité : l'importance de dents saines

Dans l'Égypte antique, les dents bien entretenues étaient un signe de bonne santé et de haut statut social. On utilisait déjà des poudres abrasives à base de coquille d'œuf et de cendres pour nettoyer les dents.

Chez les Romains, des cure-dents en bois et des bains de bouche à base... d'urine – riche en ammoniaque – étaient utilisés pour blanchir les dents.

2. Le Moyen Âge : les dents blanches, un luxe rare

L'hygiène bucco-dentaire était rudimentaire et les infections fréquentes. Avoir toutes ses dents était un luxe et les nobles faisaient parfois tailler leurs dents en pointe pour se démarquer. Le sourire n'était pas de mise, notamment parce que les dents abîmées étaient courantes.

3. La Renaissance : des dents noircies pour afficher son statut

Au XVIe siècle, en Europe, le sucre devient un produit de luxe réservé aux classes sociales élevées. Conséquence : les dents des riches étaient souvent noircies par la consommation excessive de sucre ! À l'époque, déjà, l'état des dents était un marqueur social, mais arrêtons-nous sur l'ironie de la chose : aujourd'hui les dents gâtées sont signe de pauvreté, à la Renaissance, elles étaient signe extérieur de richesse !

Au Japon, à la même époque, certaines femmes se teignaient même les dents en noir (*ohaguro*) pour symboliser la maturité et la fidélité conjugale.

4. Le XIXe siècle : l'apparition des premières dentisteries esthétiques

C'est à cette période que les premières prothèses dentaires en porcelaine apparaissent. Les classes aisées commencent à s'intéresser aux dents blanches et bien alignées. Mais les soins restent coûteux et inaccessibles à la majorité de la population.

5. Le XXe siècle : l'essor du sourire hollywoodien

Avec l'émergence du cinéma et de la télévision, les stars hollywoodiennes imposent un nouveau standard : dents parfaitement blanches, alignées et éclatantes. Les facettes dentaires sont inventées pour donner aux acteurs un sourire impeccable.

Aux États-Unis, avoir un beau sourire devient un symbole de réussite et de bonne santé.

6. Aujourd'hui : un sourire naturel ou ultra-parfait ?

- En Occident, la tendance est aux dents ultra-blanches et parfaitement alignées, grâce à l'orthodontie, aux facettes et aux blanchiments.
- Au Japon et en Corée du Sud, les sourires imparfaits sont parfois valorisés. Par exemple, la mode du *yaeba* (canines légèrement avancées) est considérée comme un signe de jeunesse et de charme.
- Dans certaines cultures africaines et asiatiques, les dents taillées ou ornées de bijoux restent une tradition ancestrale.

Alors, le sourire parfait existe-t-il vraiment ? Ce qui reste universel, c'est qu'un sourire en bonne santé est toujours un signe de bien-être et de confiance en soi. Aujourd'hui, les progrès en dentisterie permettent à chacun de choisir son propre standard de beauté, en fonction de ses goûts et de sa culture.

Ma prescription :

AIMEZ-VOUS ! Prenez soin de vos dents par une bonne hygiène et une bonne routine de soins. On aime d'autant plus ce dont on prend soin et *vice versa*. Pour les mêmes raisons – et tant d'autres ! – élevez autant que possible vos enfants dans cet amour d'eux-mêmes. Plus ils prendront soin tôt de leurs dents, plus ils aimeront leur sourire au naturel.

Chapitre 5

Les facettes dentaires : un traitement qui protège et reconstruit les dents

Depuis plusieurs décennies, les facettes dentaires suscitent des interrogations et des idées reçues. L'un des mythes les plus répandus est l'idée que ce traitement « abîme » les dents naturelles.

Or, grâce aux avancées scientifiques et aux évolutions des techniques, notamment avec les travaux de Pascal Magne et Douglas dans les années 2000, nous savons aujourd'hui que les facettes ne sont pas une simple amélioration esthétique, mais bien un procédé biomimétique permettant de préserver et de renforcer la structure dentaire.

Il me semble d'autant plus nécessaire de consacrer un chapitre à ce sujet que, on l'a vu plus haut, les facettes à coller soi-même sont « à la mode » sur les réseaux.

La première des questions à se poser est la suivante : « Vos dents "saines" le sont-elles vraiment ? »

Un patient de trente ans qui consulte pour des dents en apparence intactes croit souvent que celles-ci sont « comme neuves ». Pourtant, ces dents sont dans la bouche depuis plus de vingt ans et ont subi de nombreuses agressions au quotidien.

- Usure mécanique : chaque mastication exerce des pressions sur l'émail. Chez certains patients souffrant de bruxisme ou d'une occlusion déséquilibrée, cette usure est encore plus importante.
- Attaques chimiques : l'acidité des aliments et des boissons (café, sodas, agrumes, etc.) altère l'émail au fil du temps, provoquant une érosion progressive.
- Brossage agressif : une mauvaise technique de brossage ou l'usage de dentifrices trop abrasifs peuvent contribuer à l'usure prématurée de l'émail.

Résultat ? Un sourire qui *paraît* sain peut en réalité être marqué par l'usure, la perte de substance et parfois des sensibilités dentaires.

De plus, des dents aux formes inégales, légèrement jaunies ou aux bords translucides peuvent créer un complexe chez le patient. C'est ici que les facettes entrent en jeu non pas comme une altération de la dent, mais comme une véritable reconstruction biomimétique.

La révolution Magne et Douglas : le biomimétisme au service des facettes

Avant les années 2000, la conception des facettes était souvent perçue comme une intervention invasive, nécessitant une réduction importante de la structure dentaire. Les techniques de prothèse traditionnelles privilégiaient l'approche « restauratrice », avec une préparation considérable des dents pour permettre la pose des facettes en céramique.

C'est dans ce contexte que les professeurs Magne et Douglas ont révolutionné la dentisterie esthétique avec leurs travaux sur l'adhésion et le biomimétisme. Leurs recherches ont démontré qu'il était possible d'obtenir une résistance équivalente, voire supérieure, à la dent naturelle en utilisant des facettes ultra-minces et en minimisant la préparation dentaire.

Leurs avancées se basent sur plusieurs principes fondamentaux :

1. Préservation maximale de l'émail : Magne et Douglas ont prouvé que la force d'adhésion de la céramique est optimale lorsqu'elle est collée sur de l'émail plutôt que sur de la dentine. Cela a conduit à des techniques de préparation extrêmement conservatrices, voire à des facettes « no-prep » où aucune réduction de

l'émail n'est nécessaire. Nuance tout de même, même les facettes dites « no-prep » nécessitent parfois un micropolissage pour optimiser l'adhésion, mais sans véritable perte de structure dentaire.

2. Adhésion renforcée : l'évolution des colles dentaires a permis d'obtenir des jonctions extrêmement solides entre la céramique et l'émail, garantissant une intégration mécanique et biologique parfaite.
3. Matériaux biomimétiques : la céramique moderne imite à la perfection la translucidité, la résistance et l'esthétique de l'émail naturel, offrant un résultat indétectable et durable.
4. Une approche protectrice : contrairement à l'idée reçue selon laquelle les facettes fragilisent les dents, elles les renforcent en remplaçant les zones usées et en protégeant l'émail restant contre de nouvelles agressions.

Grâce à ces découvertes, les facettes ne sont plus simplement un embellissement du sourire, mais une véritable solution thérapeutique pour restaurer la structure dentaire tout en garantissant un rendu esthétique optimal. Bien entretenues, les facettes peuvent durer entre dix et vingt ans, ce qui est excellent en termes de longévité.

Des facettes pour reconstruire et protéger les dents

Avec ces progrès, les facettes sont désormais conçues comme une reconstruction fonctionnelle et esthétique. Lorsqu'un patient présente une usure importante, une perte de volume dentaire ou une altération de l'émail, les facettes permettent de restaurer l'intégrité biologique et mécanique de la dent.

Prenons le cas clinique de Julien, trente ans, un pur produit de notre société moderne. Depuis son enfance, ses parents ont pris soin de son hygiène bucco-dentaire : brossage au fluor, suivi régulier chez le dentiste, traitement orthodontique pour aligner ses dents. Résultat : pas de caries, des dents droites, un sourire que son entourage considère comme « normal ».

Mais Julien a grandi sous pression : études exigeantes, stress quotidien, consommation de sodas et d'aliments acides, tabac et alcool durant sa jeunesse. Ses dents, bien que considérées comme saines, ont subi une usure chimique et mécanique importante. Elles sont légèrement raccourcies, leur émail s'est aminci et leur teinte n'est plus éclatante. Il ne s'agit pas de simples défauts esthétiques, mais de signes d'une altération structurelle progressive.

Ses parents et son entourage lui répètent qu'il a de bonnes dents et qu'il serait dommage de les « tailler » pour des facettes, simplement pour ressembler aux influenceurs des réseaux sociaux. L'usure étant invisible au début et insidieuse, son entourage ne voit rien. Pourtant, Julien ressent un malaise. Il aimerait un sourire plus lumineux, des dents plus régulières et surtout, ne plus les voir s'user année après année.

Grâce aux facettes en céramique ultra-minces, aucune mutilation dentaire importante n'a été nécessaire. Son émail, encore présent, a permis une adhésion optimale de la céramique, renforçant ses dents et leur redonnant leur éclat d'origine. Le résultat : un sourire harmonieux, des dents protégées et une confiance retrouvée.

Dans vingt ans, Julien devra peut-être refaire ses facettes. Mais si elles n'avaient pas été posées, dans quel état seraient ses dents naturelles après vingt années supplémentaires d'usure ? Grâce à ce choix, il a non seulement retrouvé un sourire éclatant, mais aussi renforcé la durabilité de sa dentition.

En bref, il s'agit bien d'un traitement conservateur et durable. Contrairement aux idées reçues, les facettes n'abîment pas les dents lorsqu'elles sont bien réalisées. Grâce aux travaux de Magne et Douglas, la dentisterie moderne repose aujourd'hui sur des techniques conservatrices qui respectent au maximum la structure naturelle des dents.

Les facettes permettent de protéger, renforcer et embellir les dents, tout en offrant une solution esthétique durable. En intégrant les principes du biomimétisme et de l'adhésion, ce traitement devient un moyen d'améliorer l'apparence du sourire et une véritable solution thérapeutique, garantissant la pérennité et la résistance des dents.

Chapitre 6

Au secours, j'ai dentiste

« Dites, docteur, j'ai peur… »

Celle-là, je l'entends tous les jours… S'agissant de la peur du dentiste, un ami partageait il y a peu avec moi une anecdote pas si anecdotique : fin mai 2014, un adolescent de douze ans simule son enlèvement pour… échapper au dentiste.

Dix ans plus tard, à l'heure où nous rédigeons ces lignes, la peur du dentiste demeure la deuxième cause de renoncement aux soins après les finances. Selon plusieurs études, près d'un tiers de la population évite ou reporte les consultations dentaires par crainte ou anxiété. Profondément ancré dans notre société, le phénomène a même son nom : stomatophobie.

Historiquement, les soins dentaires étaient associés à des procédures douloureuses, faute d'anesthésie efficace ou de techniques peu invasives. Ces expériences passées ont profondément marqué les générations antérieures, qui ont transmis cette anxiété à leurs descendants. Aujourd'hui encore, l'image stéréotypée du dentiste associée à la douleur ou à l'inconfort persiste à travers les récits familiaux et culturels.

Combien de fois, depuis que j'exerce, ai-je malheureusement entendu une mère dire à son enfant turbulent : « Arrête tes bêtises ou je demande au dentiste de te faire une piqûre. » Ce type de phrase, prononcé innocemment, renforce la perception négative et anxiogène du cabinet dentaire chez les jeunes générations, perpétuant ainsi un cycle de peur. Parions que, pour ce pauvre petit, la santé bucco-dentaire et les rendez-vous chez le dentiste, c'est terminé !

Le dentiste a un rôle clé dans la confiance en son sourire, donc dans le bien-être et la confiance en soi. J'aime à dire que je « dessine un sourire » sur le visage de mes patients. Mais encore faut-il qu'on me laisse intervenir… Il me semble urgent de faire un « reset » et de nettoyer les peurs.

Pourquoi certaines personnes développent-elles une peur irrationnelle du dentiste ?

La peur du dentiste touche environ une personne sur cinq et peut aller jusqu'à la phobie totale, empêchant toute consultation. Cette anxiété peut avoir plusieurs origines :

– Une mauvaise expérience passée, souvent pendant l'enfance, avec un soin douloureux ou un dentiste peu rassurant.
– La peur de la douleur, même si les techniques modernes permettent des soins presque indolores.
– Le manque de contrôle, car être allongé sur un fauteuil et ne pas voir ce qui se passe peut être angoissant.
– Les bruits et odeurs médicaux, qui réveillent des souvenirs désagréables.

Et si cette peur était aussi une construction culturelle ?

La peur du dentiste : une construction culturelle ?

« Avoir une dent contre quelqu'un », « Serrer les dents », « Mentir comme un arracheur de dents », « Être armé jusqu'aux dents », « Œil pour œil, dent pour dent », « Être sur les dents », « Montrer les dents », « Se faire les dents », « Se casser les dents sur un problème », « Avoir la dent dure », « Avoir les dents longues », « Avoir les dents qui rayent le plancher », « Grincer des dents », « Être en dents de scie »...

Vous l'aurez compris, il s'agit de la liste des expressions autour du mot « dent », et il ne vous aura pas échappé qu'elles sont plutôt de l'ordre du péjoratif. À part « Croquer la vie à pleines dents », difficile de trouver du positif.

Amusant ? Peut-être, mais pas que. Sous des dehors anecdotiques, cela raconte beaucoup de la façon dont le dentiste est (mal) perçu, à quel point il fait peur. Mais qui de la poule ou de l'œuf ? Le langage est à la fois le symptôme et la cause : il naît d'une perception de la réalité, mais il contribue aussi à entretenir cette perception, qu'elle soit juste ou non. En bref : et si la peur des un Français sur cinq qui déclarent craindre le dentiste était non pas confortée par des faits tangibles, mais entretenue par les idées reçues, le langage et la culture populaires ? Je songe ici à tous ces films qui se servent du fauteuil du dentiste comme d'un ressort dramatique visant à susciter la peur. La liste est longue et certains méritent une palme du traumatisme, notamment *Marathon Man* (John Schlesinger, 1976) dans lequel Dustin Hoffman est littéralement torturé. Ou encore *The Dentist* (Brian Yuzna, 1996) au titre explicite et classé dans la catégorie… film d'horreur.

On parle de « stomatophobie », or qu'est-ce que la phobie ? Une « peur irraisonnée et angoissante déclenchée par un objet, une personne, une situation et dont le sujet reconnaît généralement le caractère inadapté » (Larousse). Vous savez quoi ? La phobie est même recensée dans le DSM (*Diagnostic and Statistical Manuel of Mental Disorders*), le manuel qui liste les troubles mentaux !

Il est important de distinguer la véritable peur du dentiste de l'appréhension naturelle que l'on ressent avant une consultation médicale ou un examen. L'appréhension est une réaction normale face à l'inconnu, comparable au stress ressenti avant un examen scolaire : intense au début, elle diminue souvent considérablement une fois la situation vécue. Beaucoup de patients reconnaissent eux-mêmes avoir eu une anxiété disproportionnée par rapport à la réalité vécue lors du rendez-vous dentaire. Cette anticipation négative peut provoquer des insomnies ou des troubles anxieux, souvent démesurés par rapport au soin réel à venir.

Attention, je ne nie pas la possibilité d'avoir mal pendant le soin, mais je pose la question : est-ce que la crainte d'une douleur incommensurable, au point de ne pas consulter, est fondée sur une réalité ou sur l'héritage d'un passé au cours duquel, avant que la dentisterie ne devienne une discipline chirurgicale à part entière, les soins se résumaient le plus souvent à un arrachage de dent – extraction ou décapitation – mené par des barbiers ou des colporteurs itinérants ?

Tout cela prêterait à rire si les enjeux n'étaient pas de taille. Or, ils le sont. On a évoqué l'importance du sourire – et donc d'une bonne dentition – dans la confiance en soi, la santé dite mentale. On a vu aussi que la négligence bucco-dentaire affecte la santé physique.

Il est donc urgent de déconstruire la peur du dentiste et de remettre la prévention bucco-dentaire au cœur des préoccupations. Non pas « au nom » seulement des dents, mais bien de la santé dans son appréhension globale.

Loin de moi l'intention de vous faire culpabiliser ou de stigmatiser les patients. Vous n'y êtes pour rien si vous avez peur et ce n'est pas parce qu'on ne prend pas soin de ses dents qu'on ne souffre pas de leur (mauvaise) apparence. Et c'est aussi cette souffrance-là que j'aimerais souligner pour qu'on la prenne mieux en compte : la souffrance psychique, émotionnelle engendrée par des dents en mauvais état. L'impact que cela a sur la confiance en soi et, par ricochet, sur de nombreux aspects de la vie sociale.

L'anecdote historique

On l'a vu, la peur du dentiste imprègne notre langage. En ce sens, le terme d'« arracheur de dents », qui était le nom communément donné aux dentistes avant leur professionnalisation, est plutôt parlant. Des « arracheurs », l'Histoire en a retenu un : le grand Thomas. Figure parisienne du XVIIIe siècle, il a participé à alimenter le folklore lié au dentiste. L'homme était un célèbre arracheur de dents officiant sur le Pont-Neuf. De nature plutôt bouffonne, il n'hésitait pas à se moquer des puissants et devint le personnage de pièces de théâtre de l'époque. L'histoire dit qu'à la fin de sa vie il soignait les plus démunis à titre gracieux et qu'on l'appelait « le médecin des pauvres ».

La relation patient/dentiste : ça va bien se passer

« Ouvrez la bouche en grand », dis-je tous les jours, plusieurs fois par jour… C'est assez évocateur je trouve : en tant que dentiste, je réalise un acte de soin éminemment intrusif. Et, comme on l'a évoqué plus haut, la perception de cette intrusion est encore faussée, sa violence amplifiée par l'appréhension que l'on a du dentiste. Une grande part de mon travail va donc consister à mettre le patient en confiance, à nouer une relation avec lui. Ma mission est de prendre soin du patient, de le mener vers le bien-être, et pour cela je m'intéresse à lui avant de m'intéresser à la maladie.

La première chose que je demande, avant même l'examen clinique, c'est : « Racontez-moi votre histoire. » Pour comprendre la relation que mon patient entretient avec ses dents, le vécu. Parce que nous y avons un « accès » direct et que nous les voyons, nous avons avec nos dents un lien que l'on n'a pas avec le cœur ou les reins par exemple.

Je demande donc : « Comment en est-on arrivé là, à quel moment n'avez-vous pas réussi à prendre soin de vos dents ? » Les dents sont une grille de lecture qui permet de déterminer de nombreuses choses : santé générale, situation sociale, santé émotionnelle… Selon la lecture, je n'adapte pas seulement le soin, mais aussi mon attitude.

Le rôle du parent : une histoire d'amour et de transmission

En tant que parent, NOUS pouvons changer les choses. Ne pas faire peser notre vécu sur nos enfants, ne pas transmettre la peur… Qu'on se le dise : nos enfants peuvent développer une relation aux dentistes et aux soins dentaires différente de la nôtre. Un confrère me racontait qu'il voit certains parents pleurer en tenant la main de leur enfant. Il me dit s'interroger sur la présence du parent : ce peut être autant un atout qu'un frein.

Au-delà de la visite chez le dentiste et de la peur qu'elle peut susciter, la relation que l'enfant entretient avec ses dents dès son plus jeune âge influence considérablement sa santé bucco-dentaire tout au long de sa vie. Ainsi, transmettre à ses enfants l'amour et l'importance de leurs dents constitue un véritable investissement pour leur avenir.

Plusieurs études scientifiques, notamment celles de Locker et Liddell en 1995, Klingberg et Broberg en 2007 et Townend en 2000, démontrent que les enfants ayant vécu une expérience dentaire négative ont deux à trois fois plus de risques de développer une peur persistante du dentiste à l'âge adulte. Ces données soulignent l'importance capitale d'une première consultation positive et rassurante. À cela s'ajoute l'influence du comportement parental : comme le montrent les travaux de Klingberg et Broberg, un parent anxieux ou exprimant sa propre peur du dentiste augmentent considérablement l'anxiété dentaire de son enfant. D'où la nécessité pour les parents de garder une attitude sereine et confiante lors des visites chez le dentiste.

Combien de fois ai-je vu arriver en consultation des adultes de trente-cinq ans présentant une dentition abîmée, couronnée, cariée ou même manquante. À la question « Comment en êtes-vous arrivé là ? », la réponse est souvent la même : « La relation aux dents n'a jamais été facile pour moi. »

Effectivement, notre relation aux dents commence dès l'enfance, à travers des moments clés et symboliques. Nous nous souvenons tous avec émotion des premiers mouvements de nos dents de lait, des premières dents perdues et de la petite souris déposant une pièce sous l'oreiller. Ces moments marquants créent un lien émotionnel profond avec nos dents, leur attribuant une valeur singulière qui dépasse leur simple fonction masticatoire.

Ce livre a pour ambition de donner des clés pour une meilleure confiance en soi. Or, cette confiance se travaille dès l'enfance, elle n'aura jamais de fondements aussi solides que si elle est insufflée au plus jeune âge. Mettre nos enfants à l'aise avec la visite chez le dentiste, c'est mettre nos enfants à l'aise avec leurs dents et, donc, leur sourire. Et cela a un impact sur leur construction émotionnelle.

En ce sens, il est essentiel de veiller à ce que ces premières expériences soient positives et bien accompagnées. Nous consacrons plus loin un chapitre aux enfants et aux adolescents pour vous aider dans ce cheminement.

La prise en charge de la douleur

J'ai tenté de démontrer que la peur du dentiste pourrait être une construction sociale. Néanmoins, loin de moi l'idée de nier la douleur que peut éprouver un patient. À mes patients, je dis toujours : « Vous n'avez pas le droit d'avoir mal. S'il y a douleur, j'arrête. » J'ajoute aussi : « Ça va bien se passer. » Et ça se passe bien !

Ces dernières années, l'hypnose est apparue comme une solution. Je m'y suis formé. Je ne l'utilise pas au quotidien, car je prône davantage la sophrologie, quelques exercices de respiration. Et, bien sûr, la communication et l'EMPATHIE. Je prends le temps de parler, de détailler chacun de mes actes, de rassurer le patient, d'être doux et toujours à l'écoute. Mais je prends soin aussi de garder une autorité tranquille. Mon geste est assuré et, à un moment donné… il faut y aller !

Ma prescription :

- Choisir un dentiste habitué aux patients anxieux, qui explique chaque étape avant de commencer.
- Essayer des techniques de relaxation : respiration profonde, musique, hypnose médicale.
- Opter pour une sédation consciente – gaz hilarant ou anesthésie légère – pour les cas d'anxiété sévère.
- Aller chez le dentiste régulièrement pour éviter les soins lourds, qui sont souvent ceux qui effraient le plus.

CHAPITRE 7

D'UN COUP DE BROSSE (ET DE FOURCHETTE) MAGIQUE

Le b.a.-ba de la routine hygiène et alimentaire

« Dites, docteur… je ne suis pas certain de bien faire quand je me lave les dents. »

Comme pour le permis de conduire et le code de la route, on devrait imposer des remises à niveau régulières en termes de brossage de dents et d'hygiène bucco-dentaire. Ce sont des gestes primordiaux, des habitudes capitales et je n'hésite jamais à demander à un patient de me faire une petite démonstration.

Nous avons vu plus haut sur quoi repose cette routine, mais je rappelle l'équation magique (qui n'a rien de magique, en fait, mais tout de sensé !) : nettoyage interdentaire + brossage + alimentation équilibrée.

À cela, nous pouvons aussi ajouter de boire de l'eau après chaque repas pour éliminer les résidus et éviter la sécheresse buccale.

Mais examinons plus précisément chaque élément de l'équation.

La bonne équation nettoyage

Étape 1 : le nettoyage interdentaire

Oui, vous avez bien lu, c'est l'étape numéro 1 ! Or, c'est celle que le plus grand nombre saute sans même s'en rendre compte. Il n'existe pas de chiffres précis, mais on estime à 75 % la part de Français qui ne nettoient pas ou rarement entre leurs dents ! C'est donc un élément souvent négligé alors même qu'il est primordial. Le fil dentaire permet d'éliminer la plaque et les résidus alimentaires entre les dents, là où la brosse ne passe pas. Sans lui, les bactéries s'accumulent et peuvent provoquer des caries interdentaires et des inflammations des gencives (gingivite, voire parodontite).

Pour ceux qui trouvent le fil trop contraignant, les brossettes interdentaires sont une excellente alternative, surtout si les espaces entre les dents sont plus larges. Un simple passage par jour suffit pour préserver une bonne santé bucco-dentaire.

Récemment, les jets dentaires ont fait leur apparition. Ils offrent une bonne alternative, bien qu'ils soient encore un peu moins efficaces qu'une action mécanique par le fil ou la brossette. Cela devrait évoluer à force d'améliorations des technologies.

S'il faut encore vous convaincre de l'importance de cette étape, sachez que les interdentaires représentent 30 % de la surface des dents. En somme, se brosser les dents sans se nettoyer entre les dents équivaut à se laver le corps et oublier un bras et une jambe !

Étape 2 : le brossage

Une fois le « terrain » préparé par le nettoyage interdentaire, vient le brossage. Fréquence : deux fois par jour. Une première fois le matin, soit au réveil (dans l'idéal), soit après le petit déjeuner, mais alors si possible trente minutes après avoir mangé, car très souvent les petits déjeuners sont acides et ramollissent l'émail. Un brossage trop rapide peut l'abîmer.

Une deuxième fois après le dîner. Ici, inutile d'attendre trente minutes, la teneur des dîners étant moins acide que celle des petits déjeuners.

À propos de la fréquence, j'entends d'ici certains d'entre vous bondir : « Mais ! on n'avait pas dit trois fois par jour ? » Eh oui, mais « on » a changé d'avis, ainsi va la science, elle évolue avec la recherche ! Les recommandations sont ainsi passées de trois à deux fois par jour parce que les bactéries responsables de la carie mettent douze heures à agir.

Le brossage du midi est donc optionnel. Trop se brosser peut entraîner des conséquences multiples comme une usure de l'émail, une récession gingivale, un problème de pH ou de fluor. En bref : on favorise la qualité du brossage plutôt que le nombre.

– Durée : deux minutes.
– Technique : des mouvements doux de la gencive vers la dent et en prenant le temps de bien brosser chaque zone.
– Outils : ils sont au nombre de deux.

La brosse à dents

Oui, mais… électrique ou manuelle ? Les deux peuvent être efficaces si elles sont bien utilisées. La brosse à dents électrique a un avantage : ses mouvements oscillants ou soniques permettent un nettoyage plus homogène même pour les personnes qui ne maîtrisent pas bien la technique de brossage. Elle est particulièrement recommandée pour les enfants ou les personnes ayant des difficultés de motricité. La brosse manuelle reste une bonne option si on utilise la bonne technique (cf. ci-dessus).

L'essentiel est d'avoir une brosse à poils souples, d'en changer tous les trois mois – *idem* pour la tête de la brosse à dents électrique – et d'adopter une méthode de brossage adaptée.

Le dentifrice

Il m'est arrivé de croiser des patients désemparés devant les rayons de dentifrice du supermarché ou de la pharmacie. On le sait, l'abondance ne facilite pas toujours le choix et nous sommes dans une société d'abondance. Or, choisir le bon dentifrice demeure primordial pour répondre à vos besoins spécifiques en matière de santé bucco-dentaire. Surtout, c'est à mon sens aussi une manière de « s'approprier » la routine, d'y trouver du plaisir. Et comme on fait plus volontiers ce qui nous procure du plaisir…

Quoi qu'il en soit, il faut avant tout déterminer quels sont vos besoins. Pour cela : « Parlez-en à votre médecin », selon la formule consacrée ! Car il n'existe pas de dentifrice « miracle » valable pour tout le monde. Le choix du bon produit dépend de votre situation dentaire actuelle. Avant de consulter, voici un guide simple pour vous aider à vous orienter.

1. Sensibilité dentaire

Si vous ressentez des douleurs brèves au contact du froid, du chaud ou du sucre, un dentifrice pour dents sensibles est recommandé. Ces dentifrices contiennent du nitrate de potassium ou du chlorure de strontium qui agissent en bloquant la transmission nerveuse et en protégeant les tubules dentinaires exposés : les petits canaux qui parcourent la dentine et permettent le ressenti.

☞ Il faut en général deux à quatre semaines d'utilisation régulière pour un réel soulagement.

2. Prévention des caries

Le fluor est l'allié principal contre les caries. Choisissez un dentifrice contenant entre 1 000 et 1 450 ppm de fluorure, sauf contre-indication particulière. Il renforce l'émail, favorise sa reminéralisation et ralentit la progression des caries naissantes.

☞ Ce conseil vaut aussi pour les enfants, en adaptant le dosage selon les recommandations de la Haute Autorité de santé, à retrouver dans le chapitre sur le fluor.

3. Blanchiment

Si vous cherchez à raviver l'éclat de vos dents, optez pour un dentifrice à action blanchissante douce. Ceux enrichis en bicarbonate de sodium aident à éliminer les taches superficielles (thé, café, tabac).

⚠ Prudence avec les dentifrices au charbon actif : bien que populaires, ils peuvent être trop abrasifs s'ils ne sont pas bien formulés et donc user prématurément l'émail.

4. Mauvaise haleine

Un dentifrice enrichi en huiles essentielles naturelles (menthe poivrée, eucalyptus, thym, *tea tree*…) offre une action antibactérienne et rafraîchissante. Ces ingrédients naturels aident à neutraliser les composés odorants produits par certaines bactéries responsables de l'halitose.

☞ À associer à un bon nettoyage de la langue et à l'utilisation quotidienne de fil dentaire ou brossettes interdentaires.

5. Problèmes de gencives

Si vos gencives sont sensibles, gonflées ou saignent facilement, choisissez un dentifrice qui lutte contre l'inflammation gingivale. Il peut contenir :

- des extraits végétaux apaisants (camomille, sauge, myrrhe)
- ou de la chlorhexidine (en version douce ≤ 0,06 %) pour un usage temporaire uniquement et sur conseil du dentiste.

⚠ L'usage prolongé de chlorhexidine sans avis professionnel peut déséquilibrer le microbiote buccal et colorer les dents.

6. Aucun besoin particulier

Si vous n'avez ni sensibilité ni problème spécifique, choisissez un dentifrice doux, de préférence à composition naturelle, sans agents abrasifs puissants ni colorants ou agents moussants trop agressifs.

☞ Il vous aidera à entretenir une hygiène quotidienne efficace tout en préservant l'émail et les gencives.

Tirez la langue

Quid de la langue dans la routine nettoyage ? Cette question revient souvent dans la bouche – sans mauvais jeu de mots... – des patients. Et comment la nettoyer ? En passant la brosse à dents ou avec un outil spécifique ? Utilisé depuis des siècles en Inde et en Asie, élément de la médecine ayurvédique, le gratte-langue est devenu « tendance » dans nos sociétés occidentales.

Son utilisation suscite beaucoup de débats et les informations contradictoires circulant sur Internet compliquent la compréhension de ses véritables bénéfices ou risques pour la santé bucco-dentaire.

Afin de clarifier les faits, il est important de s'appuyer sur des études scientifiques rigoureuses.

Premièrement, le gratte-langue est un outil destiné à éliminer les bactéries accumulées sur la surface de la langue, principale source de mauvaise haleine (halitose). Plusieurs études ont confirmé son efficacité dans la réduction notable des composés sulfurés volatils, responsables des odeurs désagréables. Une étude publiée en 2004 dans le *Journal of Periodontology* a montré que l'utilisation quotidienne du gratte-langue permet de diminuer la quantité des bactéries pathogènes, améliorant sensiblement l'haleine par rapport au simple brossage de la langue avec une brosse à dents.

Par ailleurs, certains utilisateurs rapportent une amélioration du goût et une sensation de propreté buccale accrue. En effet, la langue abrite de nombreuses papilles gustatives et une accumulation bactérienne importante peut diminuer la perception du goût. En éliminant ces bactéries, le gratte-langue peut ainsi contribuer indirectement à une meilleure appréciation des saveurs. Ce n'est pas rien !

Mais comme pour beaucoup de choses, tout est question d'équilibre. L'utilisation excessive ou trop agressive du gratte-langue peut effectivement perturber la flore buccale normale et causer une irritation de la surface linguale. Une étude parue dans *Oral Health and Preventive Dentistry*[1] en 2005 met en garde contre une utilisation trop intensive qui pourrait provoquer des irritations, voire des inflammations de la muqueuse linguale.

Ainsi, il est recommandé d'utiliser le gratte-langue avec douceur et modération, généralement une fois par jour, de préférence le matin, afin de préserver l'équilibre naturel du microbiote buccal.

Là encore, se connaître, savoir s'observer et être attentif aux signaux envoyés par notre corps est important. En l'occurrence, la couleur de la langue est un bon indicateur, un « baromètre » santé. Une langue jaunâtre ou blanchâtre peut indiquer une accumulation bactérienne, rendant l'utilisation du gratte-langue particulièrement utile. Toutefois, une coloration persistante ou une modification anormale de la surface linguale peuvent être révélatrices de problèmes médicaux plus graves tels que des infections fongiques ou des troubles digestifs. Dans ces cas-là, le gratte-langue ne remplacera jamais une consultation médicale appropriée.

En conclusion, utilisé avec modération et de manière appropriée, le gratte-langue constitue un

1. Yaegaki *et al.*, « Tongue Cleaning Methods: A Comparative Clinical Study of Tongue Scraper and Tongue Brush », *Oral Health and Preventive Dentistry*, 2005.

excellent complément à l'hygiène bucco-dentaire quotidienne, validé par des recherches scientifiques. Il permet de réduire efficacement les bactéries responsables de la mauvaise haleine, améliore la perception gustative et contribue à une sensation globale de fraîcheur buccale. Cependant, il est important d'éviter une utilisation trop fréquente ou trop agressive afin de préserver l'équilibre délicat de la flore buccale et d'éviter toute irritation ou blessure.

Comment le choisir ?

Matériau : préférez un gratte-langue en acier inoxydable ou en cuivre, car ces matériaux sont naturellement antibactériens, faciles à nettoyer et durables.
Forme : optez pour une forme ergonomique, généralement incurvée, qui permet de nettoyer toute la surface de la langue en quelques mouvements.
Facilité d'utilisation : choisissez un modèle avec des poignées confortables et antidérapantes pour un usage quotidien facile et sûr.
Entretien : le laver au savon et à l'eau.

Et le bain de bouche alors ?

Les bains de bouche peuvent être un excellent complément à l'hygiène bucco-dentaire, à condition de bien les utiliser et de ne pas en abuser. L'un des plus connus, la chlorhexidine, est souvent prescrit par le dentiste en cas de saignements gingivaux, d'inflammation ou après un acte chirurgical. Très efficace, oui… mais à manier avec précaution !

Son usage doit rester ponctuel : la chlorhexidine élimine les bactéries nuisibles mais aussi les bactéries bénéfiques qui protègent naturellement notre bouche. Utilisée quotidiennement ou sans raison médicale, elle peut déséquilibrer le microbiote buccal, assécher la bouche, et à long terme, favoriser d'autres désordres : coloration des dents, altération du goût, candidoses…

Les bains de bouche vendus en libre service, eux, contiennent souvent de l'alcool et une liste longue comme le bras d'additifs chimiques. Certains peuvent provoquer des irritations, accentuer la sécheresse buccale ou déséquilibrer l'écosystème de la bouche. Là encore : leur utilisation doit être raisonnée et ciblée.

TIPS : une alternative naturelle validée

Si vous cherchez une approche douce et naturelle, je recommande une méthode issue de la médecine ayurvédique : l'*oil pulling*. Le principe ?

- Prendre une cuillère à soupe d'huile végétale – de coco, de préférence – et la faire circuler dans la bouche pendant une à dix minutes.
- Pour renforcer son effet, vous pouvez ajouter une goutte d'huile essentielle de *tea tree*, clou de girofle ou menthe poivrée (antiseptique, anti-inflammatoire et rafraîchissante).
- À la fin, recrachez (dans une poubelle et non dans le lavabo, sous peine de boucher vos canalisations !) puis rincez-vous la bouche à l'eau claire.

Ce rituel est sans danger et certaines études[1] ont montré qu'il pouvait réduire sensiblement les bactéries responsables de la mauvaise haleine et de l'inflammation gingivale. Toutefois, les données scientifiques restent limitées et cette pratique doit

1. Asokan *et al.*, *Journal of Indian Society of Pedodontics and Preventive Dentistry*, 2011.

être envisagée comme un complément, non un substitut aux soins classiques.

📌 Astuce pratique : si dix minutes vous paraissent longues, commencez par trente secondes à une minute au quotidien et choisissez un jour par semaine pour un bain plus long. En cas de problèmes parodontaux, essayez de tenir le temps complet.

✨ À retenir :
- Le bain de bouche ne remplace pas le brossage, le nettoyage interdentaire et les visites chez le dentiste.
- Évitez les bains de bouche antiseptiques au long cours sans avis médical.
- Privilégiez les options naturelles, douces, sans alcool, et surtout adaptez-les à vos besoins.
- Enfin, le microbiote buccal est un équilibre précieux. Ne le perturbez pas inutilement.

Fluor : entre bienfaits et controverses

Depuis des décennies, le fluor est considéré comme un allié incontournable dans la prévention des caries dentaires. Dès les années 1950, plusieurs études scientifiques ont montré son efficacité dans la réduction notable de la prévalence carieuse chez les enfants et les adultes. Son incorporation dans les dentifrices, les vernis professionnels et même parfois dans l'eau du robinet est devenue une norme mondiale qui a permis une nette amélioration de la santé bucco-dentaire. Les campagnes de santé publique ont largement promu son utilisation, permettant de faire diminuer drastiquement les cas de caries.

Cependant, comme pour tout principe actif, son usage demande des précautions. À fortes doses ou en cas d'ingestion régulière pendant l'enfance, le fluor peut provoquer une fluorose dentaire, visible sous forme de taches blanches voire brunes irréversibles sur l'émail. Dans des cas extrêmes, notamment dans certaines régions où l'eau est naturellement très fluorée, des effets plus graves ont été décrits, tels que des atteintes osseuses, des troubles endocriniens ou neurologiques.

En tant que professionnel de santé, mon devoir est clair : je dois suivre strictement les recommandations de la Haute Autorité de santé (HAS). Je ne dispose malheureusement pas de la liberté totale de mes propos sur ce sujet sensible, car ignorer ces recommandations ferait de moi un praticien isolé, accusé potentiellement de mise en danger de la vie d'autrui et soumis à des sanctions disciplinaires ordinales. Nous l'avons vu pendant la crise sanitaire de la COVID-19, où des médecins ayant choisi de ne pas suivre à la lettre les recommandations officielles se sont retrouvés sous le coup de sanctions graves.

La Haute Autorité de santé (HAS) tout comme les organismes européens de référence tels l'EAPD (European Academy of Paediatric Dentistry) recommandent aujourd'hui un usage du fluor raisonné et adapté au risque carieux de l'enfant. Pour les enfants à faible risque, un dentifrice à 1 000 ppm est suffisant. Pour les enfants à risque carieux élevé, un dentifrice à 1 450 ppm peut être prescrit, mais toujours sous surveillance parentale stricte afin d'éviter l'ingestion.

En pratique, les recommandations actuelles préconisent :

- De brosser les dents des enfants jusqu'à cinq ans par un adulte et sous surveillance jusqu'à huit ans.
- D'utiliser une quantité adaptée de dentifrice : l'équivalent d'un grain de riz avant trois ans, puis d'un petit pois à partir de trois ans.

Aujourd'hui, la recommandation de la quantité de fluor diffère donc selon le risque carieux individuel. C'est un progrès important.

Mais posons-nous cette question, légitime : pourquoi les recommandations officielles sur le fluor ont-elles été revues à la baisse plusieurs fois au cours des dernières décennies ?

Dans les années 1980, les dentifrices destinés aux enfants contenaient couramment jusqu'à 1 500 ppm de fluor, et ce sans différenciation selon l'âge ou le risque. En 2010, les recommandations ont commencé à évoluer vers plus de prudence. Puis en 2019 et de nouveau en 2022, elles ont été ajustées pour mettre l'accent sur la nécessité de personnaliser les prescriptions selon le risque carieux. Ce recul progressif montre bien une prise de conscience des effets potentiels d'une exposition excessive au fluor, notamment chez les plus jeunes.

Comme je l'ai dit, en cas de risque carieux élevé et d'usage d'un dentifrice à 1 450 ppm, les recommandations sont de brosser soi-même les dents de son enfant, jusqu'à ses cinq ans, et cela afin d'éviter l'ingestion de dentifrice (et donc de fluor). Certes… Mais entre la théorie et la réalité du « terrain », le fossé est parfois large.

Pour de nombreux parents, obtenir un brossage efficace sans que l'enfant avale le dentifrice relève de l'exploit ! L'un de mes enfants a trois ans et l'accompagner dans son brossage est parfois tellement compliqué que le fait qu'il n'avale PAS le dentifrice devient secondaire, tant je suis heureux d'avoir réussi la mission. Je ne pense pas être le seul, de nombreux témoignages reçus en cabinet ou sur les réseaux sociaux vont dans ce sens.

Dans ce contexte, on comprend aisément les inquiétudes vis-à-vis d'un excès de fluor. Pour ma part – et c'est une démarche personnelle non généralisable – j'ai fait le choix d'un dentifrice bio sans fluor pour mes enfants, qui présentent un faible risque carieux. Leur hygiène est excellente, leur alimentation équilibrée, et à ce jour, ils n'ont développé aucune carie.

Chaque prescription médicale nécessite une évaluation rigoureuse du rapport bénéfice/risque. Le fluor ne fait pas exception à cette règle. Ainsi, nous devons nous interroger sérieusement : le bénéfice d'une prévention carieuse généralisée par le fluor justifie-t-il le risque d'empoisonner progressivement nos enfants ? Est-il raisonnable d'appliquer un traitement universel sans distinction, malgré les différences majeures de risques carieux individuels ?

Pour les enfants avec un risque carieux élevé, les bénéfices avérés de la protection contre les caries sont bien supérieurs aux risques potentiels liés au fluor. Il n'est pas question de prendre le risque qu'un enfant entame sa relation aux soins dentaires par des douleurs, des soins lourds, voire une phobie du dentiste ou un complexe esthétique.

Mais pour tous les autres, pourquoi courir le risque d'une exposition inutile ? Encourager l'utilisation de dentifrices bio sans fluor et renforcer l'éducation à la prévention constitue une stratégie à la fois efficace et sécuritaire sur le long terme. Nous devons sensibiliser les familles à l'adoption d'une approche éclairée et personnalisée en matière de santé bucco-dentaire.

En conclusion, le fluor a certainement eu son rôle à jouer historiquement dans la lutte contre la carie dentaire, mais il est temps de repenser collectivement son utilisation. Mieux vaut renforcer les bonnes habitudes d'hygiène, responsabiliser les enfants dès leur plus jeune âge, accentuer l'éducation à l'hygiène bucco-dentaire, rendre obligatoires les interventions de dentistes dans les écoles, dans toutes les classes, une fois par an, augmenter le nombre de rendez-vous annuels de contrôle et garantir une alimentation équilibrée, que de continuer à appliquer une solution chimique universelle.

Ma prescription :

Elle tient en une attitude : accomplir les actes d'hygiène bucco-dentaire *en pleine conscience*. Qu'il s'agisse de se brosser les dents ou de se nourrir, il s'agit aussi de prendre soin de soi et de son capital santé pour l'avenir.

La bonne hygiène alimentaire

Vous aurez beau brosser, rincer, avoir un nettoyage irréprochable… : ce que vous avez ingéré aura de toute façon un impact. Alors, autant commencer par là : surveiller son alimentation.

Warning

Les pires ennemis pour nos dents et notre santé sont les sucres raffinés (bonbons, sodas, pâtisseries) qui nourrissent les bactéries responsables des caries. Mais s'il est un facteur majeur, le sucre n'est pas la seule cause des caries. Celles-ci se forment lorsque des bactéries présentes dans la bouche transforment les sucres en acides, qui attaquent l'émail des dents. Pour faire simple, le sucre est l'aliment de la bactérie qui produit la carie.

Cependant, d'autres éléments entrent en jeu : la fréquence de consommation (grignoter souvent est pire que manger une grosse quantité en une seule fois), la qualité de l'émail (certains ont un émail plus fragile), et la production de salive (qui aide à neutraliser les acides). En résumé, le sucre favorise les caries, mais l'hygiène, la salive et l'alimentation globale jouent aussi un rôle clé.

Au-delà, il faut aussi faire attention aux aliments acides comme les sodas, les agrumes consommés en excès ou le vinaigre : ils peuvent aussi attaquer l'émail et provoquer de l'érosion dentaire.

<u>Feu vert</u>

À l'inverse, certains aliments protègent les dents. Boire beaucoup d'eau est aussi essentiel pour éviter la sécheresse buccale, qui développe des caries, et aide à éliminer les résidus alimentaires.

Voici une petite liste de courses type et top pour protéger et renforcer les dents :

- Les produits laitiers : riches en calcium et phosphore, ils neutralisent l'acidité.
- Les légumes verts : apport en vitamines et minéraux essentiels.
- Les fruits croquants comme la pomme ou les carottes, qui nettoient naturellement les dents.
- Le thé vert : antioxydant et fluor naturel.
- Les oléagineux comme les amandes, qui apportent du calcium et stimulent la mastication.

On boit quoi ?

Dans l'idéal ? De l'eau, de l'eau et de l'eau… Évidemment, c'est mission quasi impossible. Alors, pour limiter la casse, listons quelles boissons sont le plus impactantes.

Dans la famille « attention, danger », je demande… les sodas. Très acides, ils attaquent l'émail et favorisent les caries et l'érosion dentaire. Attention : cela vaut aussi pour les sodas sans sucre !

Dans la famille « attention, ça tache », je demande… le café et le thé. Ils contiennent des tanins qui se fixent sur l'émail et provoquent des taches. Mais aussi le vin rouge : il contient des acides et des pigments qui tachent l'émail et peuvent l'éroder à long terme.

L'idéal est de consommer ces boissons avec modération et de rincer sa bouche avec de l'eau après usage. On peut aussi utiliser une paille pour boire son thé ou son café – je n'ose pas proposer la même chose pour le vin rouge…

Attention aux aliments « collants » !

Certains aliments pourtant anodins peuvent être de véritables ennemis pour vos dents. C'est le cas des aliments collants qui adhèrent à l'émail et restent longtemps dans la bouche :

– Caramels, nougats, barres de céréales sucrées
– Fruits secs (figues, dattes, raisins secs)
– Bonbons gélifiés

Même naturels, ces aliments sont riches en sucres fermentescibles qui nourrissent les bactéries responsables des caries. Leur texture les rend d'autant plus redoutables qu'ils se logent dans les sillons dentaires ou entre les dents… parfois jusqu'au brossage du soir.

Le bon réflexe ? Limiter leur consommation, les accompagner d'un verre d'eau et se brosser les dents après ingestion, ou au moins mâcher un chewing-gum sans sucre pour stimuler la salive.

« OK, docteur... Et si je suis en plein régime, est-ce que ça a une influence sur mes dents ? »

Oui ! Un régime pauvre en nutriments essentiels peut fragiliser les dents et les gencives. Un manque de calcium, vitamine D et fluor affecte la solidité de l'émail, tandis qu'un déficit en vitamine C peut provoquer des saignements des gencives. Les personnes ayant des carences peuvent souffrir de douleurs gingivales, de saignements ou même d'une perte osseuse autour des dents.

Il est donc essentiel d'avoir une prise en charge globale. Un suivi dentaire régulier, une alimentation équilibrée et le suivi par un nutritionniste en cas de régime permettent de préserver la santé bucco-dentaire et d'éviter un cercle vicieux entre alimentation et état des dents.

« OK, doc... Moi, mon truc, c'est le jeûne intermittent. »

OK, patient... Là encore, cela a une influence sur la santé des dents et des gencives !

Il peut certes avoir des effets positifs en réduisant la fréquence des prises alimentaires, ce qui limite l'exposition des dents aux sucres et aux acides.

Cependant, si l'hydratation est insuffisante, cela peut entraîner une sécheresse buccale favorisant la prolifération bactérienne et la mauvaise haleine. Il est donc essentiel de bien boire de l'eau et de maintenir une bonne hygiène bucco-dentaire pendant un jeûne.

Ma prescription :

Essayez au maximum de se tenir à une alimentation saine. Et cela bien sûr ne vaut pas « que » pour les dents. Encore une fois, ayez une approche globale des choses et un suivi par des professionnels de santé.

Focus sur les troubles alimentaires

C'est un mal terrible, qui touche beaucoup plus de foyers qu'on ne le croit, particulièrement ceux avec des adolescents mais pas seulement : les troubles du comportement alimentaire. Or, santé bucco-dentaire et troubles alimentaires sont étroitement liés, chacun pouvant aggraver l'autre.

Les troubles alimentaires comme la boulimie ou l'anorexie ont des conséquences directes

sur les dents. Les vomissements fréquents exposent l'émail à l'acidité gastrique, entraînant une érosion dentaire sévère.
Les dents deviennent plus sensibles, plus fragiles et peuvent même changer de couleur. De plus, la diminution de la salivation observée chez les personnes souffrant de troubles alimentaires accentue la sécheresse buccale, favorisant les caries et les infections gingivales.
Si vous pensez que votre enfant souffre de trouble alimentaire et que vous n'arriviez pas à établir le dialogue avec lui, parlez-en évidemment à votre médecin mais gardez en tête que votre dentiste peut aussi constituer une aide et un relais.

Chapitre 8

« Un enfant, une dent : le prix de la grossesse ? »

« Dites, docteur, je suis enceinte… C'est vrai ce que l'on dit ? Un enfant, une dent ? »

Avant toute chose : félicitations ! Et, non, vous ne perdrez pas une dent à chaque grossesse, ce n'est pas une fatalité, on peut tout à fait faire mentir le dicton.

Néanmoins, ledit dicton traduit bien une réalité à laquelle de nombreuses femmes font face pendant la grossesse : cette période clé de votre vie exige que vous accordiez une attention particulière à vos dents. Les bouleversements hormonaux et physiologiques inhérents à la grossesse peuvent avoir un impact important sur la santé bucco-dentaire. Caries, inflammation des gencives, hypersensibilité dentaire… les futures mamans sont souvent confrontées à des problèmes dentaires qu'elles n'avaient jamais rencontrés auparavant.

Pourquoi la grossesse fragilise-t-elle tant les dents et les gencives ? Quels sont les mécanismes en jeu et comment peut-on préserver son sourire tout en protégeant la santé de son bébé ?

Qu'est-ce qui se passe pendant la grossesse ?

Pendant la grossesse, l'augmentation des niveaux d'œstrogène et de progestérone entraîne des changements physiologiques qui impactent directement la cavité buccale. De fait, les femmes enceintes sont davantage sujettes aux caries et à l'inflammation des gencives.

<u>Pourquoi les caries ?</u>

- À cause des modifications du pH buccal : la salive devient plus acide, ce qui favorise la prolifération des bactéries responsables des caries.
- À cause de la baisse de la production salivaire : la sécheresse buccale dite xérostomie peut survenir chez certaines femmes enceintes, réduisant l'effet protecteur de la salive contre les bactéries.
- À cause du bouleversement des habitudes alimentaires ! Votre soudaine envie de sucre,

votre nouvelle passion pour les sodas… tout ça n'est pas sans conséquence : cela augmente l'exposition des dents aux attaques acides et favorise la formation de caries. Loin de moi l'idée de culpabiliser ma patiente, ce à quoi son corps est mobilisé – créer la vie ! – est extraordinaire ; mais toute cette énergie appelle parfois au grignotage… et donc aux caries.
– À cause des nausées ! L'acidité des vomissements du premier trimestre peut engendrer une déminéralisation de l'émail et préparer ainsi le terrain à l'apparition de caries.

Attention ! si vous êtes sujette aux nausées, ne vous brossez pas les dents immédiatement après avoir vomi. C'est un réflexe partagé par beaucoup – enceintes ou non… – et qui s'explique aisément par le désir de retrouver une sensation de propreté, mais c'est un réflexe à bannir !

Vomir expose vos dents aux acides de l'estomac. Cela fragilise donc l'émail. Se brosser les dents immédiatement après, c'est-à-dire avoir une action mécanique sur cet espace fragilisé, va accélérer l'érosion dentaire.

Alors que faire ? Rincez avec de l'eau claire pour ne pas avoir les acides dans la bouche et retrouver une sensation de propreté. Puis attendre trente minutes – le temps pour la salive de neutraliser les acides et pour l'émail de se reminéraliser – avant de se brosser les dents.

Il est d'autant plus important de prévenir tout cela que les caries peuvent présenter un risque pour le bon déroulement de la grossesse et le fœtus. D'une part par la propagation bactérienne et la réaction inflammatoire : les bactéries cariogènes (*Streptococcus mutans*) et les toxines peuvent pénétrer dans la circulation sanguine, déclenchant ou aggravant une réponse inflammatoire systémique. La carie peut progresser et se transformer en infection, laquelle peut entraîner des complications type accouchement prématuré ou pré-éclampsie.

Pourquoi l'inflammation ?

Les changements hormonaux et particulièrement la libération de progestérone induisent une modification de la flore buccale, rendant les gencives plus sensibles et plus réactives aux bactéries de la plaque dentaire. Les gencives deviennent rouges, enflent et saignent plus facilement, phénomène appelé gingivite de grossesse ou gingivite gravidique. Non traitée, cette inflammation peut évoluer vers une parodontite. Et là… danger : comme pour la carie, la parodontite, qui est une inflammation sévère des tissus de soutien des dents, a été associée à un risque accru d'accouchement prématuré et de pré-éclampsie.

Des études ont montré que les bactéries responsables de l'infection parodontale peuvent migrer dans la circulation sanguine et provoquer une réponse inflammatoire systémique. Cette inflammation généralisée pourrait déclencher des contractions précoces et des complications vasculaires affectant la santé de la mère et du bébé. Une prise en charge précoce de la santé gingivale permettrait donc de réduire ces risques.

Les petits désagréments

Au-delà de ces lourdes complications, cette période entraîne aussi une hypersensibilité dentaire, c'est-à-dire une sensibilité accrue aux aliments chauds, froids ou sucrés. Cette hypersensibilité peut être due à la rétraction gingivale provoquée par la gingivite gravidique, exposant ainsi les collets dentaires à des agressions extérieures.

Par ailleurs, façonner la vie demande de l'énergie et la grossesse s'accompagne souvent d'une fatigue importante, c'est bien normal. Mais cette fatigue peut mener à une certaine négligence de l'hygiène bucco-dentaire. Le brossage devient parfois moins rigoureux, le fil dentaire est oublié, et les consultations chez le dentiste sont reportées. Pourtant, il est essentiel d'accorder une attention particulière à la santé bucco-dentaire durant cette période afin d'éviter des complications qui pourraient avoir un impact sur la santé de la future maman et de son bébé.

Quand puis-je être soignée ?

Durant la grossesse, certains soins sont totalement sûrs et même recommandés, tandis que d'autres doivent être planifiés avec précaution. Voyons quels soins sont possibles et à quel moment.

- Les soins préventifs (détartrage, contrôle, fluoration) peuvent être réalisés à n'importe quel moment de la grossesse et sont essentiels pour prévenir les inflammations gingivales et la carie.
- Les soins curatifs (traitement des caries, obturations, dévitalisation d'une dent) peuvent être effectués en toute sécurité, en particulier au deuxième trimestre, période idéale où la femme enceinte est souvent plus à l'aise et où les risques liés aux nausées et à l'anxiété sont moindres.
- Les interventions plus lourdes (extractions dentaires, traitements chirurgicaux) sont à éviter sauf en cas d'urgence. Si nécessaire,

elles doivent être réalisées sous surveillance médicale.

– Les radiographies dentaires sont à limiter au strict nécessaire, mais peuvent être effectuées avec un tablier plombé de protection.

Attention : s'il y a effectivement des contre-indications aux soins et aux traitements pendant la grossesse, ne restez pas seule avec vos douleurs, quoi qu'il en soit, venez consulter !

Conseils pour préserver sa santé bucco-dentaire pendant la grossesse

– Maintenir une hygiène rigoureuse : se brosser les dents deux fois par jour et utiliser du fil dentaire quotidiennement.
– Adopter une alimentation équilibrée : privilégier les aliments riches en calcium et en phosphore pour renforcer l'émail et éviter les grignotages sucrés.
– Consulter son dentiste dès le début de la grossesse : un bilan permet de détecter d'éventuels problèmes et d'adopter des mesures préventives.
– Opter pour des soins dentaires adaptés : on l'a vu, certains soins sont possibles : les détartrages et les soins courants sont sans danger et même

recommandés. Seules certaines interventions plus lourdes (radiographies, anesthésies locales) peuvent être reportées si elles ne sont pas urgentes.
- Boire beaucoup d'eau pour compenser la sécheresse buccale et favoriser la production de salive.

La grossesse, une fenêtre d'opportunité pédagogique

La grossesse représente une occasion idéale pour sensibiliser les femmes à leur santé bucco-dentaire et à celle de leur futur enfant. En effet, une bouche en bonne santé avant et pendant la grossesse ne bénéficie pas seulement à la maman, mais aussi à son bébé.

La Haute Autorité de santé et l'Ordre national des chirurgiens-dentistes recommandent officiellement un examen bucco-dentaire systématique pendant la grossesse, idéalement au deuxième trimestre. Cette visite permet de prévenir, traiter les éventuels problèmes et donner les bons conseils adaptés à cette période. Trop peu de femmes connaissent cette recommandation : en parler aux patientes, c'est leur donner les moyens d'agir.

Bon à savoir : à partir du sixième mois de grossesse et jusqu'à douze jours après l'accouchement, l'assurance maladie prend en charge à 100 % les soins dentaires de la femme enceinte (hors dépassements). Cette mesure vise à encourager le suivi et faciliter l'accès aux soins pendant cette période cruciale. Il suffit pour cela de fournir une attestation de grossesse.

Et après la grossesse ?

Si vous avez bien pris soin de vous et de votre hygiène bucco-dentaire, ni ces neuf mois de bouleversements ni l'accouchement n'entraîneront de complications dentaires et de nécessité particulière de consulter. Heureusement parce que, après l'accouchement, vous aurez encore moins de temps pour vous. Pour autant, entre fatigue, gestion d'un potentiel *baby blues* et, surtout, le bonheur de la rencontre avec votre enfant, ne négligez pas la routine d'hygiène dentaire !

Ma prescription :

Comme nous l'avons vu plus haut, il est difficile de soigner une fois la grossesse entamée. Donc il faut accentuer la prévention avant.

« OK, doc, mais… comment savoir si on va tomber enceinte ce mois-ci ? »

On ne sait pas, justement. Ainsi, je recommande à toute femme en âge de procréer – et qui ressent l'envie de procréer… – de consulter obligatoirement son dentiste pour un contrôle tous les ans, voire tous les six mois, pour celles qui essaient activement d'avoir un enfant. Cela afin de détecter d'éventuels problèmes dentaires et de s'assurer que tout est en ordre avant les bouleversements hormonaux.

Une bonne santé bucco-dentaire avant la conception permet d'aborder la grossesse dans des conditions optimales et de réduire considérablement le risque de gingivite gravidique, de parodontite et de caries. De plus, en suivant scrupuleusement les conseils d'hygiène – brossage efficace, utilisation de fil dentaire et bains de bouche adaptés –, il est possible de minimiser les effets néfastes des modifications hormonales et des « craquages » alimentaires sur les dents.

Bref : prévenir et entretenir pour que le dicton « un enfant, une dent » ne soit pas une fatalité.

CHAPITRE 9

« ALLONS ENFANTS... »

Du bébé à l'adolescence, comment les accompagner à aimer leurs dents ?

« Docteur, à quel âge dois-je emmener mon enfant chez le dentiste ? »

Ah ! les enfants et les dents, toute une histoire ! Et une histoire de famille ! Entre les fameuses poussées qui bouleversent les nuits des jeunes parents, les dents de lait qui tombent et nous obligent à user de subterfuges pour glisser une pièce sous l'oreiller sans réveiller l'enfant afin de ne surtout pas briser ses illusions, les premières visites chez l'orthodontiste et le soutien à apporter à notre ado qui découvrira ses premiers flirts en même temps qu'il apprendra à entretenir une gouttière ou à resserrer ses bagues, les dents sont au cœur des préoccupations des parents. Normal, car, comme nous l'avons vu plus haut dans le chapitre consacré à la peur, elles jouent un rôle clé, et il ne s'agit pas seulement d'une histoire de santé, mais aussi d'amour et de transmission.

Concernant l'âge de la première visite et la question de ma patiente : je l'avais suivie pendant sa grossesse et mon premier réflexe a été de lui répondre qu'elle avait en quelque sorte déjà emmené son bébé chez le dentiste ! En effet, la santé bucco-dentaire de nos enfants commence avant la naissance : le fœtus absorbe tout ce que la maman absorbe. L'alimentation de la mère pendant la période de la grossesse a un impact sur les futures dents de lait, car celles-ci se construisent déjà lors de la gestation, dès la sixième à la huitième semaine de grossesse, avec le développement initial des bourgeons dentaires.

Durant cette période cruciale, la santé bucco-dentaire de la mère joue un rôle important dans la santé future des dents de l'enfant. Une bonne hygiène bucco-dentaire chez la mère pendant la grossesse permet de réduire les risques d'inflammation des gencives et de maladies parodontales, qui pourraient affecter indirectement la santé buccale de l'enfant. À l'inverse, une mauvaise hygiène bucco-dentaire maternelle peut favoriser des infections ou inflammations chroniques, impactant la formation saine des dents de lait et augmentant le risque de caries précoces chez l'enfant.

Bref, j'ai félicité cette patiente et orienté Louise, son bébé de six mois et une quenotte… vers un confrère pédodontiste pour ses un an. En général, la première visite doit s'effectuer six mois après la première poussée dentaire, en tout cas avant deux ans.

À tout ce discours, « ma » patiente a acquiescé et a consciencieusement pris des notes, mais je l'ai sentie « tiquer ». J'ai bien vu qu'elle n'osait pas dire ce qu'elle avait sur le cœur et puis, finalement, elle s'est lancée :

« OK, docteur, merci. Mais, pour mon enfant, dois-je consulter plutôt un pédodontiste ? »

Je tisse avec mes patients une relation forte, basée sur le dialogue et la confiance. J'ai été touché par son évidente crainte de me froisser mais je l'ai tout de suite mise à l'aise. Si vous aussi vous vous posez la question, je répondrai : emmenez votre enfant chez qui VOUS serez le plus serein, ainsi lui aussi le sera.

Si j'envoie certains enfants chez un confrère spécialisé, c'est que c'est une patientèle spéciale, et cela pas seulement en termes d'anatomie dentaire. Si on tient à déconstruire la peur du dentiste – et j'y tiens !

Il le faut ! – cela passe aussi par une prise en charge et une écoute particulièrement attentive des futures générations dès leur première consultation. Celle-ci sera fondamentale dans le lien que l'enfant-patient-adulte en devenir va ensuite entretenir toute sa vie durant avec ses dents et le dentiste.

Or, si je me sens capable de créer ce lien avec un petit patient, je sais néanmoins qu'en termes d'énergie et d'environnement une structure spécialisée entièrement dédiée à l'enfant sera bien plus adaptée pour lui.

Mais j'insiste : en tant que soignant, mais aussi en tant que père et même citoyen, j'ai à cœur de m'impliquer dans la prévention auprès des plus jeunes. Cela passe par le discours que j'ai auprès de mes patients qui sont parents, oncles, tantes, grands-mères, grands-pères… mais également par d'autres voies moins classiques : les réseaux sociaux ou des interventions scolaires. C'est essentiel pour moi, car j'ai conscience de l'importance d'aller et d'agir « à la source ».

Ainsi, en décembre 2024, je suis allé à la rencontre d'élèves de CE1 et CM2, dans une école du sud de la France. Leurs questions, leur spontanéité et nos interactions m'ont bluffé. Je ne peux résister au plaisir d'en transcrire quelques-unes.

Paroles d'enfants… à méditer !

Vous l'aurez compris, ce qui me porte, me challenge et me fait avancer, c'est le sourire, qui est à la fois la source *et* la manifestation de la confiance en soi. Or, comme pour tout, plus on inculque tôt la puissance du sourire, plus il devient évident. Et plus on insiste tôt sur l'importance de prendre soin de ses dents, plus cela deviendra un mécanisme ancré. Et qui dit bonne hygiène dit dents saines, et qui dit dents saines dit facilité à les dévoiler, et qui dit facilité à les dévoiler dit sourire plus spontané… Vous me suivez ? C'est un cercle vertueux. Bref, tout ça pour dire que, lors de mes interventions auprès des élèves, je débute par cette notion de sourire. Et voici ce qu'il en ressort :

1. « À quoi ça sert de sourire ? »

– *À aimer, à être beau sur les photos, ça éblouit les parents pour qu'ils ne voient pas les mauvaises notes sur notre bulletin.* (SIC !)
– *À donner de la joie aux autres.*
– *À montrer qu'on est heureux, même quand on est un peu triste.*

J'affinerais un peu et préciserais : à SE montrer qu'on est heureux, même si on a le droit d'être un peu triste.

– *Quand on sourit, ça rend les autres gentils avec nous.*

Essayez, vous verrez que ça marche. Le sourire désarme.

2. « Est-ce qu'on peut sourire même si nos dents ne sont pas parfaites ? »

– *Oui, parce que l'important, c'est d'être content.*
– *Un sourire sincère est toujours beau.*

Je ne sais pas pour vous, mais moi, je garde volontiers ces phrases en tête et dans le cœur pour me les répéter comme un mantra en cas de coup de mou.

De l'importance de sourire, j'emmène ensuite tout naturellement les enfants vers l'importance de l'hygiène bucco-dentaire. Les réponses fusent, là encore toutes pertinentes, drôles, sensées et édifiantes !

3. « Comment prendre soin de ses dents ? »

– *Ne pas manger de bonbons !*

Classique, mais tellement juste !

– *Se brosser les dents trois fois par jour.*

Là, je précise une fois encore ce que j'ai développé dans le chapitre 6, consacré à l'hygiène : les recommandations sont passées de trois fois par jour à deux fois par jour. On favorise la qualité du brossage plutôt que le nombre.

– *Utiliser du fil dentaire pour les coins que la brosse n'atteint pas.*

Mention spéciale aux parents de cet enfant !

– *Aller chez le dentiste pour un contrôle.*

4. « Pourquoi y a des dents qui poussent derrière ? »

– *Parce que les dents de devant ne suffisent pas pour tout manger.*

– *Ce sont les dents de sagesse, elles arrivent pour aider si besoin.*

5. « À quoi sert la brosse à dents ? »

– *À enlever les restes de nourriture.*

– *À rendre les dents toutes propres pour qu'elles brillent !*

Et j'ajoute : le meilleur ami de la brosse à dents, c'est… le fil dentaire !

6. « Pourquoi on perd nos dents de lait ? »

Je rappelle que j'ai face à moi une classe de CE1/CM2. Ils ont le sourire de leur âge, c'est-à-dire en grand, sincère et auquel il manque parfois une ou deux dents ! La question des dents de lait attise donc grandement leur intérêt.

– *Parce qu'elles sont trop petites pour nos grandes mâchoires.*

– *Parce qu'elles laissent la place aux dents d'adulte, qui sont plus solides.*

« Beaucoup de tes dents de lait sont-elles déjà tombées ? »

– *Toutes !* (Ton triomphant !)

– *Oui, et j'étais trop content parce que j'ai eu des sous de la petite souris.*

– *Certaines tombaient toutes seules, d'autres avec de la nourriture.*

– *Moi, j'ai gardé mes dents dans une boîte comme des trésors.*

7. « Ça te plaît l'appareil dentaire ? »

Parmi les magnifiques sourires que j'ai en face de moi, il y en a qui sont équipés d'appareils d'orthodontie. Alors, bien sûr, le sujet s'invite dans notre discussion…

– *Ça fait mal et c'est laid.*

Là, mon cœur se serre. On est dans le cœur du sujet : celui de la confiance, qui se travaille dès le plus jeune âge. Je réponds à l'enfant que c'est une chance de porter cet appareil, que c'est ce qui va lui permettre d'avoir des dents bien alignées et un beau sourire. Je lui dis ce qu'il ne peut pas concevoir à son âge mais qui est tellement vrai : à savoir que « la route est longue » et que ce court temps où il porte un appareil n'est rien comparé aux bienfaits que ça aura, tant en termes d'esthétique que de santé – et d'économies plus tard ! Car l'appareil d'orthodontie n'a pas que des conséquences esthétiques, bien sûr.

Cela, je le dis à l'enfant, mais je m'adresse à toute la classe, car c'est un âge où il est compliqué de s'affranchir du regard de l'autre – y a-t-il un âge où ça ne l'est pas ?

Miracle, quand je dis que c'est une chance et que ça ne dure qu'un temps, l'élève me répond :

– *Oui, et après, je vais avoir un sourire parfait.*

À un autre, je demande : « Tu es content, toi, d'avoir les bagues ? »

– *Oui ! Je vois déjà que mes dents bougent dans le bon sens. Et mes copains disent que ça me donne un style !*

Alors, à la cantonade, je lance : « Qui est content de savoir qu'il va avoir des bagues ? »

– *Moi, parce que mes dents vont devenir droites.*
– *Ça ne me plaît pas trop, mais je sais que c'est pour mon bien.*
– *J'ai hâte de voir mon sourire à la fin !*

8. Vient ensuite la question de ce qui se passe *après* les dents de lait.

« C'est quoi les dents de sagesse ? »
– *C'est les dents quand on est sage.*
– *Ce sont les dents qui poussent quand on devient adulte.*
– *Elles arrivent pour compléter nos dents, mais elles n'ont pas toujours assez de place.*
– *C'est comme un bonus… mais parfois elles doivent partir si elles gênent.*

Les dents de sagesse sont les troisièmes molaires. Théoriquement, tout le monde en possède, même si elles ne sortent pas toujours. Elles poussent généralement entre dix-sept et vingt-cinq ans. Au nombre de quatre, elles servent à la mastication. J'écris « théoriquement » car, avec l'évolution, les mâchoires sont de plus en plus petites et on estime à 20 % le nombre de personnes qui n'en auraient pas !

Il se dit que, dans plusieurs générations, l'homme n'en aura plus du tout...

« Pourquoi on les appelle “dents de sagesse” ? »

– *Parce qu'elles poussent quand on devient plus intelligent.*

– *Parce que, quand elles arrivent, on est grand, alors on doit être sage.*

Mais oui, en fait, pourquoi ? Sans doute parce qu'on estime que, plus on vieillit, plus on devient sage... Est-ce si sûr ?!

Quant à la question de savoir s'il faut vraiment les enlever et quand... je vous renvoie au dernier chapitre, « La boîte à (vos) questions », dans lequel je développe plus longuement les enjeux et conditions de l'extraction des dents de sagesse.

Pour conclure mon intervention auprès de ces enfants, j'aborde LA question...

« Qui a peur du dentiste ? »

– *Moi, parce que je crois qu'il va me faire mal.*
– *J'ai pas peur, mais il a des outils qui font peur.*
– *En réalité, le dentiste est là pour aider et pour que tes dents restent en bonne santé.*

Comment faire pour ne plus avoir peur du dentiste ?

– Y aller avec un parent ou un ami.
– Penser à quelque chose de chouette pendant qu'on est sur la chaise.
– Demander au dentiste d'expliquer ce qu'il fait.

J'avoue, aucun n'a dit : « Maintenant qu'on a passé du temps avec vous, on n'a plus peur ! » Mais je persiste à croire que j'ai réussi à semer une graine !

Vis ma vie de dent : les grandes étapes

« OK, doc, merci pour tout ça mais, concrètement, il se passe quoi dans la bouche de nos enfants ?

On distingue trois grandes périodes : de zéro à trois ans, de six à douze ans, puis de douze à dix-huit ans (en moyenne). Ces périodes peuvent elles-mêmes être découpées. Allons- y !

<u>De zéro à trois ans : de la naissance à la poussée dentaire</u>

Dès l'arrivée de l'enfant au monde, les premières dents sont là – les dents de lait ET les dents définitives – en bourgeon dans la gencive. Le premier des enjeux va être le bon développement des mâchoires, pour lequel le choix du biberon ou de l'allaitement peut avoir un impact. Puis vient la poussée des dents de lait qui constitue souvent l'une des premières épreuves douloureuses de la vie d'un enfant.

Nous, parents, sommes des témoins impuissants face aux douleurs atroces, aux joues rouges, à la diarrhée et aux nuits agitées que nos enfants traversent. Comme si ces souffrances symbolisaient le fait que les dents sont précieuses et doivent être méritées. Cela explique en partie la relation particulière que les enfants développent avec leurs dents dès leur plus jeune âge, et la façon dont nous les accompagnons est décisive.

De six mois à trois ans, les premières dents apparaissent donc. Nous l'avons évoqué plus haut, c'est une période idéale pour la première consultation chez le pédodontiste, le spécialiste des dents de l'enfant. Ce praticien ne se contente pas de surveiller l'évolution dentaire, il offre également des conseils précieux pour l'hygiène bucco-dentaire adaptée à cet âge, rassure les parents et crée un lien positif avec l'enfant.

<u>Biberon ou allaitement ?</u>

C'est souvent LA question que l'on pose à la maman avant même la naissance de l'enfant : « Et toi, tu comptes l'allaiter ? » Quel que soit votre choix, ce sera le bon, puisque ce sera le vôtre. Pour le faire en toute conscience, voici quelques éléments concernant l'impact de l'allaitement et du biberon sur le développement buccal de l'enfant.

L'allaitement maternel offre plusieurs avantages importants par rapport au biberon. La succion au sein stimule en effet efficacement les muscles faciaux et oraux du bébé, favorisant ainsi le bon développement des mâchoires et l'alignement dentaire optimal. Le lait maternel contribue également à une meilleure santé buccale en réduisant les risques de caries, à condition que l'allaitement ne se prolonge pas de façon excessive après l'apparition des premières dents sans hygiène appropriée.

En revanche, l'utilisation prolongée du biberon, surtout avec des liquides sucrés comme le jus de fruits, les boissons sucrées ou même le lait avec sucre ajouté, augmente considérablement le risque de caries précoces. Appelées caries du biberon, elles peuvent causer des dommages dentaires sévères, même chez les très jeunes enfants, en raison du contact prolongé entre les dents et les sucres contenus dans ces liquides. Pour les mêmes raisons, ne laissez surtout pas votre enfant s'endormir biberon à la bouche. Les dents baigneront alors dans le sucre toute la nuit, moment où l'on produit peu de salive.

En résumé, il est donc recommandé de privilégier l'allaitement maternel chaque fois que cela est possible. Sans se flageller lorsque ça ne l'est pas ! Et lorsque le biberon est utilisé, il est essentiel de veiller à ce qu'il contienne uniquement du lait ou de l'eau, sans sucres ajoutés. Le biberon doit être progressivement abandonné au profit d'un verre ou d'une tasse dès que l'enfant est capable de boire ainsi, généralement vers l'âge de un an.

Et après, au moment de la diversification ? Sans surprise, en termes de nutrition générale, il est recommandé d'adopter une alimentation variée et équilibrée dès les premières années. C'est fondamental pour assurer le bon développement des dents et des os. Les enfants doivent recevoir des aliments riches en calcium, tels que les produits laitiers, ainsi que des aliments riches en vitamines et minéraux essentiels, comme les fruits, les légumes et les protéines maigres. On ne le répétera jamais assez : réduire la consommation de sucres raffinés et de snacks sucrés est crucial pour prévenir l'apparition de caries dentaires précoces et favoriser une santé buccale optimale tout au long de la vie de l'enfant.

Enfin : établir dès le plus jeune âge des habitudes de brossage régulières et ludiques contribue grandement à la santé bucco-dentaire à long terme. Les premières visites chez le dentiste, idéalement dès l'apparition des premières dents, permettent d'établir une relation positive avec les soins dentaires et de surveiller attentivement le développement dentaire pour intervenir précocement si nécessaire.

Tétine or not tétine ? Et *quid* du pouce ?

Je ne vous apprendrai rien en rappelant que la santé bucco-dentaire des enfants est fortement influencée par leurs habitudes dès les premiers mois de vie, des pratiques courantes telles que l'utilisation de la tétine ou le fait de sucer son pouce.

L'utilisation prolongée de la tétine ou le fait de sucer le pouce peuvent entraîner des conséquences notables sur l'alignement des dents et la forme du palais. Ces habitudes orales peuvent favoriser l'apparition de malocclusions, telles que l'avancée des dents supérieures ou l'apparition d'un espace entre les dents supérieures et inférieures lorsqu'elles se ferment (béance dentaire). Cela peut également influencer négativement la croissance des mâchoires, engendrant des déséquilibres structurels nécessitant plus tard un traitement orthodontique important.

Le fait de sucer son pouce est souvent plus problématique que la tétine, car il exerce une pression constante sur les dents et le palais, pouvant causer des déformations plus prononcées. La tétine, si elle est ergonomique et que son usage est limité dans le temps, peut présenter un risque légèrement moindre, mais il est crucial de restreindre cet usage à un âge précoce, idéalement avant l'apparition des dents permanentes, généralement autour de deux à trois ans.

Ne partagez pas la cuillère !

Geste d'amour et de prévention : ne partagez pas la cuillère ! Lors des premiers mois de vie, les bébés naissent sans bactéries cariogènes dans la bouche. Ces dernières leur sont transmises en grande majorité par leur entourage, et en particulier par la maman.

C'est ce qu'on appelle la « transmission verticale des bactéries » comme *Streptococcus mutans*. Elle se produit via des gestes anodins mais fréquents :

– partager une cuillère,
– lécher la tétine pour la « nettoyer »,
– embrasser bébé sur la bouche.

La routine hygiène bucco-dentaire des plus petits

– À quel âge le premier bossage ? On doit brosser les dents de notre enfant dès l'apparition des premières quenottes.
– À quel âge se brosser les dents seul ? Dès six ans environ, un enfant peut commencer à se brosser les dents seul, mais il est conseillé que les parents supervisent et vérifient jusqu'à environ huit ans pour s'assurer d'un brossage efficace.
– Brosse à dents manuelle ou électrique ? Les deux types de brosses sont efficaces, mais une brosse électrique peut rendre le brossage plus ludique et souvent plus facile pour l'enfant. Choisissez une brosse adaptée à l'âge de votre enfant. Mon *tips* ? Choisir une brosse à dents de son héros préféré pour le motiver.
– Fil dentaire ou pas ? Introduisez doucement le fil dentaire dès que deux dents se touchent, généralement vers deux, trois ans. Faites-en un jeu amusant pour encourager votre enfant à l'utiliser régulièrement.

– Bain de bouche ou non ? Généralement conseillé à partir de six ans, car avant l'enfant ne sait pas cracher. Choisissez un bain de bouche spécialement formulé pour enfants, sans alcool. Rappelez à l'enfant de bien recracher après utilisation et évitez de le faire trop souvent. Cependant, il ne doit pas être utilisé au quotidien sans problèmes spécifiques.

De six à douze ans

Préparez de la monnaie et apprenez à vous faire aussi discret qu'Arsène Lupin : c'est, en général, l'heure de gloire de la petite souris ! Dents de lait et dents définitives cohabitent, les secondes remplaçant progressivement les premières.

Durant cette période, il est crucial d'effectuer des contrôles réguliers pour détecter rapidement les éventuelles anomalies de positionnement ou de croissance osseuse. Une prise en charge orthodontique précoce, souvent appelée « interception », permet de corriger des problèmes simples avant qu'ils ne deviennent complexes à traiter plus tard. À cet âge, un rendez-vous annuel chez le dentiste grâce au dispositif « M'T Dents » est particulièrement recommandé pour prévenir les carries, renforcer l'hygiène et vérifier sa parfaite mise en œuvre.

Le mythe de la petite souris ou la force des rites de passage

Parmi toutes les questions que les enfants m'ont posées, il y en a une qui fait immanquablement briller leurs yeux, c'est celle de la petite souris : « Pourquoi elle prend les dents ? », « Elle en fait quoi, après ? », « Elle vit où ? »… Et puis, en grandissant, la question devient : « Mais d'où vient cette histoire ? »

Sans surprise, elle a été inventée pour rassurer. Et, comme tous les rites, elle marque un passage.

Elle tirerait son origine d'un conte français du XVIIe siècle, que l'on doit à une certaine Madame d'Aulnoy, baronne qui vivait sous le règne de Louis XIV, celui-là même qui souffrit tant de ses dents (cf. encadré dans le chapitre sur le sourire). L'histoire ? Une fée vient en aide à une reine contre un roi malveillant. Pour cela, elle se transforme en souris, se cache sous l'oreiller du roi et… fait tomber toutes ses dents !

En remontant plus loin encore, on peut trouver une croyance populaire selon laquelle les dents tombées sont mangées par des animaux et que la dent à venir prendrait la forme de celle de l'animal… Les rongeurs ayant des dents solides et aiguisées, c'est à eux que l'on « réservait » les dents.

Mais c'est l'histoire liée au conte qui perdure et on la trouve dans de nombreux pays, quoique pas toujours sous la même forme. Dans les pays anglo-saxons ou germaniques par exemple, c'est plutôt la fée qui se charge de la collecte. En Italie, fée et souris travaillent main dans la main. En Catalogne, ce sont des anges.

Et qu'est-ce qu'elle en fait, de ces dents, la souris ? La légende veut qu'elle se construise un château… ! Je m'arrête quelques secondes là-dessus, car j'y vois un excellent moyen de faire d'une pierre deux coups : encourager les enfants à se brosser les dents ET déconstruire la peur du dentiste. Car, alors, plutôt que de menacer « Si tu ne te brosses pas les dents, tu devras aller chez le dentiste qui te les arrachera » – ce que j'ai déjà entendu ! –, pourquoi ne pas plutôt encourager : « Prends soin de tes dents pour que la petite souris construise un château magnifique. »

De douze à dix-huit ans

C'est LA période où va se poser la question de l'orthodontie, même s'il est recommandé d'emmener votre enfant avant. En tout cas, cette tranche d'âge est généralement associée à un traitement orthodontique complet, visant à aligner correctement les dents et assurer un bon équilibre fonctionnel et esthétique du sourire.

C'est aussi une période où la motivation peut être fluctuante, le soutien parental, associé à un suivi régulier, reste donc essentiel.

Côté alimentation, l'ado peut dévorer ! Et c'est souvent la période de la *junk food*, des boissons sucrées. Il nous faut donc aussi être attentif à cela et inclure l'impact que l'alimentation a sur leurs dents dans notre discours éducatif.

C'est la période, enfin, où augmente le risque de voir nos enfants adopter des comportements... à risque, justement. Tabac, alcool, drogue... tout cela peut avoir un impact sur les dents, rappelons-le à nos ados.

Le choix de l'appareil

Certains d'entre nous se souviendront de cette scène de la mythique *Boum*[1] (le premier volet) : deux adolescents, arborant l'un et l'autre un appareil dentaire, s'embrassent et... restent coincés ! De quoi traumatiser toute une génération ! Une amie me confiait il y a peu que, devant le choix que son fils devait faire entre des bagues et des gouttières,

1. Il s'agit d'un film français sorti en 1980 et réalisé par Claude Pinoteau.

elle avait « prié » pour qu'il opte pour les secondes : « Ceci afin qu'il puisse l'enlever avant un *french kiss.* » Car aujourd'hui, l'orthodontiste peut laisser le choix à l'ado, mais comment faire le bon ? Votre orthodontiste est évidemment le mieux à même de vous renseigner, mais faisons le point sur les alternatives possibles…

Deux options sont assez populaires chez les jeunes pour améliorer l'esthétique : les bagues céramiques et les gouttières orthodontiques transparentes, chacune présentant ses propres avantages et inconvénients.

- Les bagues céramiques sont appréciées pour leur discrétion, car leur couleur se rapproche de celle des dents naturelles, ce qui les rend moins visibles que les bagues métalliques classiques. Elles sont aussi efficaces pour corriger des problèmes orthodontiques complexes. Cependant, elles sont plus chères que des bagues métalliques – quand on connaît déjà le poids financier d'un traitement orthodontique classique, ça compte – et elles peuvent être légèrement plus fragiles, risquant parfois de se casser ou de se fissurer. De plus, la céramique peut se tacher si l'hygiène buccale n'est pas rigoureuse, nécessitant un entretien attentif.

– Les gouttières orthodontiques transparentes, dites aussi « aligneurs », que l'on voit beaucoup, et pas que chez nos ados, offrent également une discrétion optimale grâce à leur transparence et sont très confortables puisqu'elles ne causent pas d'irritation des tissus buccaux. Elles peuvent être retirées pour les repas et les soins d'hygiène dentaire, facilitant ainsi la vie quotidienne.

Toutefois, leur efficacité dépend fortement de la régularité et du sérieux avec lesquels l'adolescent les porte, puisqu'elles doivent être utilisées au moins vingt à vingt-deux heures par jour. Elles peuvent aussi plus facilement être « oubliées » sur le plateau-repas de la cantine, le rebord d'un lavabo… c'est-à-dire : perdues ! Selon le profil de votre ado, il peut donc être préférable de choisir des bagues classiques.

À noter aussi qu'il s'agit d'une technologie relativement nouvelle – une vingtaine d'années – qui peut ne pas convenir à toutes les corrections orthodontiques complexes à ce jour, bien qu'elles ne cessent de progresser !

TIPS

Je conseille un suivi ostéopathique pendant toute la durée du port de l'appareil. En effet, le traitement orthodontique, qu'il soit effectué par des bagues ou des gouttières, induit des changements progressifs au niveau des structures dentaires et maxillaires, influençant potentiellement la posture globale du corps. Plusieurs recherches ont montré que les mouvements orthodontiques peuvent modifier l'équilibre postural et provoquer des adaptations compensatoires au niveau de la colonne vertébrale, du cou et du crâne.

Une étude publiée dans le *Journal of Clinical Pediatric Dentistry* en 2016 souligne que les patients bénéficiant d'un suivi ostéopathique durant leur traitement orthodontique ressentent beaucoup moins de douleurs cervicales et de maux de tête que ceux n'ayant pas bénéficié de ce suivi. De même, une étude parue dans la revue *Cranio* en 2018 met en évidence que l'ostéopathie permet de réduire considérablement les tensions musculaires associées aux ajustements orthodontiques, facilitant ainsi l'adaptation du patient à son traitement.

L'ostéopathe travaille à restaurer la mobilité et l'équilibre des structures crâniennes, cervicales et vertébrales, souvent perturbées par les contraintes mécaniques des traitements orthodontiques. Cette approche globale non seulement améliore le confort du patient durant son traitement, mais contribue également à stabiliser et pérenniser les résultats orthodontiques obtenus.

Intégrer un suivi ostéopathique dans le cadre d'un traitement orthodontique constitue une stratégie efficace pour prévenir et soulager les douleurs associées, tout en optimisant les résultats thérapeutiques globaux, grâce à une prise en charge complète de la posture et du confort du patient.

« Et après dix-huit ans, il se passe quoi ? »

Ce n'est pas un hasard si le programme « M'T Dents » (cf. plus bas) ne s'arrête pas à la majorité mais pousse jusqu'à vingt-quatre ans. Étudiants ou nouveaux venus sur le marché de l'emploi, les jeunes ont tendance à ne pas noter le rendez-vous chez le dentiste parmi leurs priorités, pour des questions de temps comme de budget.

Le dispositif permet une transition en douceur vers la vie adulte en maintenant un suivi régulier qui consolide les habitudes d'hygiène bucco-dentaire acquises tout au long de l'enfance et de l'adolescence. Les rendez-vous annuels servent à contrôler la santé dentaire et à prévenir efficacement les maladies bucco-dentaires.

Quel rôle pour l'école ?

L'éducation à la santé bucco-dentaire comme au reste est d'abord de la responsabilité des parents. Mais pas seulement. C'est aussi un enjeu de santé publique, politique et économique. Donc un enjeu sociétal. Alors j'ouvre le débat (et je ne suis pas le seul) : quel rôle pour l'école là-dedans ?

L'école est un espace précieux pour mener des actions précoces et, surtout, pour pallier les inégalités d'accès à la santé. Un espace pour changer l'avenir. Chaque année, l'assurance maladie met en place des campagnes de prévention dans des écoles.

Et si on allait plus loin ? Et si les ministères de l'Éducation nationale et de la Santé imposaient l'intervention annuelle d'un dentiste dans chaque classe ? S'il y avait une vraie réflexion sur un enseignement à l'hygiène bucco-dentaire ? Je l'ai vécu auprès des élèves : ils sont sensibles à cela ! Allons plus loin encore : au-delà d'une intervention, et si on imaginait des supports ludiques et contemporains ? Si on utilisait les « codes » de ce public en créant des contenus vidéo de sensibilisation à l'hygiène bucco-dentaire ?

Le programme « M'T Dents » : une chance à saisir

Mis en place par la Sécurité sociale, le dispositif « M'T Dents » constitue une opportunité unique offerte par notre système de santé, permettant un suivi dentaire préventif annuel gratuit jusqu'à l'âge de vingt-quatre ans.

Mais certains parents négligent encore ce dispositif pourtant essentiel. Selon les chiffres cités par ameli.fr, les enfants incités par l'examen bucco-dentaire de prévention consultent leur dentiste de façon variable :

– 33 % des enfants de trois ans voient un dentiste ;

– 71 % des enfants de douze ans ;

– 52 % des adolescents âgés de dix-huit ans ;

– 42 % des jeunes adultes de vingt-quatre ans.

Résultat : on creuse encore davantage les inégalités sociales, car les familles nombreuses ou modestes sont souvent celles qui ont le plus de mal à honorer ces rendez-vous, faute de temps, de moyens ou d'information. Il serait donc illusoire de compter uniquement sur M'T Dents pour transmettre les messages de prévention à l'échelle nationale.

À mon sens, seule une intégration systématique dans le programme scolaire permettrait de diffuser une information de manière équitable et uniforme.

Ma prescription :

De l'amour, de l'attention et de la vigilance dans les soins et l'hygiène. De même que l'enfant a un pédiatre, il doit avoir un dentiste. Et comme pour les adultes : il ne faut pas attendre d'être malade pour consulter. De la même manière qu'on peut avoir l'ambition d'une génération sans tabac, on peut se donner les moyens d'avoir une génération avec toutes ses dents. Mais ça se joue maintenant !

Chapitre 10

Retour vers le futur

La dentisterie passée et à venir

« Au secours, docteur, j'ai du mercure dans la bouche ! »

À l'heure où tout le monde s'affole – à juste titre – du mercure présent dans les boîtes de thon, on semble oublier qu'il y en a aussi dans le plombage. Les amalgames, aussi appelés « plombages dentaires », contiennent jusqu'à 50 % de mercure. Pendant longtemps, on a utilisé ce traitement. Le plombage n'est pas dangereux s'il est en bon état, néanmoins, le mercure peut « s'échapper » du plombage et s'accumuler dans le corps. Depuis le 1er janvier 2025, l'Union européenne interdit d'ailleurs l'usage des amalgames dentaires.

Cette question nous permet d'aborder celle de l'évolution des soins et des traitements dentaires. Nous vivons une période passionnante de transition en dentisterie : après des décennies où la dentisterie classique a constitué la référence absolue, avec ses traitements invasifs, ses amalgames dentaires au mercure et ses approches strictement mécaniques, une prise de conscience globale émerge aujourd'hui sur la nécessité d'adopter une approche plus holistique et moins agressive du corps humain.

La métaphore du train en marche illustre parfaitement cette dynamique : cette révolution de la dentisterie naturelle est déjà lancée. Nous ne pouvons ignorer les progrès scientifiques, les témoignages de patients et les préoccupations de la société quant aux conséquences des matériaux utilisés traditionnellement. Il appartient à chacun d'entre nous – professionnels de santé, patients, parents – de décider si nous souhaitons monter à bord de ce train vers un avenir plus sûr et plus respectueux de notre santé.

L'engouement actuel pour la dentisterie naturelle repose sur un constat simple : notre bouche ne doit plus être vue comme un organe isolé, mais comme une partie intégrante d'un système global interconnecté. Nous l'avons vu plus haut dans le chapitre sur le sourire, la santé de notre bouche est intimement liée à notre santé générale, affectant notre immunité, nos fonctions digestives, notre système nerveux et même notre état émotionnel. En adoptant une approche naturelle et holistique, nous ne traitons plus simplement des dents, mais nous respectons l'équilibre de l'organisme entier.

Ainsi, ce chapitre est consacré à explorer en profondeur cette nouvelle approche de la dentisterie, ses principes, ses fondements scientifiques et ses nombreux avantages, tout en exposant clairement les limites de l'approche classique afin de mieux comprendre l'importance et l'urgence de cette évolution.

La dentisterie « classique » : un bilan nécessaire

La dentisterie classique telle que nous la connaissons aujourd'hui est née principalement dans la seconde moitié du XXe siècle, portée par l'évolution spectaculaire des technologies et des matériaux. Les amalgames dentaires, souvent composés de mercure, de cuivre, d'argent et d'étain, sont devenus des solutions standard pour traiter les caries en raison de leur durabilité et de leur facilité d'application. De même, les matériaux composites synthétiques, les résines et les ciments dentaires à base chimique ont rapidement trouvé leur place dans les cabinets dentaires.

Les traitements classiques se concentrent en grande partie sur une approche symptomatique : lorsqu'une dent présente une carie ou une infection, le protocole standard consiste généralement à éliminer le tissu affecté, parfois même en excès, et à le remplacer par un matériau de restauration, sans réelle préoccupation pour les interactions possibles entre le matériau utilisé et le reste de l'organisme.

Au fil du temps, les risques liés aux pratiques et matériaux traditionnels ont été mis en évidence. Nous l'avons vu au début de ce chapitre, le plus connu de ces risques concerne donc les amalgames au mercure. Bien que robustes et durables, ces amalgames libèrent progressivement du mercure dans la cavité buccale, un métal lourd neurotoxique dont l'accumulation dans l'organisme est aujourd'hui documentée. Le mercure peut entraîner des troubles neurologiques, immunitaires et endocriniens, affectant ainsi la santé globale du patient sur le long terme.

Les matériaux synthétiques, même sans mercure, ne sont pas exempts de critiques. Les résines composites modernes contiennent souvent des dérivés du bisphénol A (BPA), perturbateur endocrinien bien connu pouvant affecter la santé hormonale, reproductive et métabolique. Des réactions allergiques, des sensibilités chroniques et des réactions inflammatoires persistantes liées à ces matériaux sont régulièrement rapportées par les patients.

Devant ces constatations, un nombre croissant de professionnels de santé et de patients se tournent désormais vers des alternatives plus naturelles, cherchant à réduire les risques tout en respectant l'intégrité biologique du corps humain.

Les limites de la dentisterie classique sont aujourd'hui clairement établies non seulement en termes de toxicité potentielle, mais aussi en ce qui concerne l'approche globale de la santé. La dentisterie classique a longtemps isolé les dents du reste du corps, ignorant la dimension holistique essentielle pour une véritable santé durable. Cette prise de conscience n'est pas une remise en cause brutale des acquis scientifiques de la dentisterie traditionnelle, mais plutôt un appel à une évolution progressive vers des méthodes plus sûres, naturelles et compatibles avec une vision globale de la santé humaine.

En effet, la science elle-même évolue. De récentes études soulignent l'importance centrale du microbiote buccal dans la prévention des maladies systémiques[1], ainsi que la toxicité cumulée des métaux

1. Li *et al.*, *Oral Microbiome and Systemic Health*, 2024 ; Wade, *Nature Reviews Microbiology*, 2016.

lourds et des produits chimiques, comme le mercure et le BPA, présents dans les matériaux dentaires traditionnels[1]. Parallèlement, la recherche met en évidence l'intérêt de préserver autant que possible la structure naturelle de la dent[2]. Ensemble, ces données invitent à repenser nos pratiques dentaires pour favoriser une approche plus respectueuse de la santé des patients.

Ainsi, la dentisterie naturelle apparaît aujourd'hui comme une alternative crédible et une nécessité pour l'avenir de notre santé bucco-dentaire et globale.

Qu'est-ce que la dentisterie holistique et naturelle ?

La dentisterie holistique et naturelle adopte une perspective intégrative, considérant l'être humain dans son ensemble et non plus simplement une bouche isolée du reste du corps. Cette approche reconnaît que la santé bucco-dentaire est

---

1. Zeng *et al.*, « Toxic Heavy Metals in Human Blood in Relation to Amalgam », *World Journal of Veterinary Research*, 2024.
2. Friedman *et al.*, « Remineralization, Regeneration, and Repair of Natural Tooth Structure », *ACS Biomater Sci Eng*, 2021.

étroitement liée à la santé générale. En effet, comme on l'a vu précédemment, la bouche est une véritable porte d'entrée vers le reste de l'organisme, et les systèmes tels que le cardio-vasculaire, le digestif, l'immunitaire et même le neurologique.

La dentisterie naturelle repose sur plusieurs principes clés :

- Respect maximal de la structure dentaire : chaque intervention est conçue pour préserver autant que possible les tissus dentaires sains. Le concept de « minimal invasif » devient alors essentiel. Les soins privilégient la prévention et des traitements doux plutôt que l'élimination systématique et agressive des tissus.
- Matériaux naturels et biocompatibles : contrairement aux matériaux traditionnels potentiellement toxiques (métaux lourds, perturbateurs endocriniens, résines agressives), cette approche privilégie l'utilisation de matériaux respectueux du corps humain. Face aux nouvelles données scientifiques et à la demande croissante des patients, les industriels du secteur dentaire commencent à prendre conscience de cet enjeu. Ils développent progressivement de nouvelles générations de produits plus sûrs, mieux tolérés et écoresponsables. Toutefois, cette transition reste encore lente et inégale

selon les pays et les fabricants. Nous reviendrons un peu plus loin dans le chapitre sur ces matériaux et leurs applications concrètes.

- Équilibre microbiologique de la bouche : la dentisterie holistique considère la cavité buccale comme un écosystème complexe où les bactéries jouent un rôle primordial. Elle favorise donc le maintien d'un équilibre harmonieux de ce microbiote, en utilisant des traitements naturels et probiotiques plutôt qu'antibactériens systématiques. Là encore, nous détaillons cela plus loin.
- Prévention et éducation : cette dentisterie mise fortement sur l'éducation du patient. Les conseils sur l'alimentation, l'hygiène et les habitudes de vie sont centraux. L'objectif est de donner aux patients les outils pour gérer leur santé bucco-dentaire de manière proactive, réduisant ainsi leur besoin en interventions curatives.
- Lien entre émotion et santé dentaire : la dentisterie holistique reconnaît l'importance des émotions et du stress dans les problèmes dentaires. Par exemple, le bruxisme (grincement des dents) est souvent lié à des tensions émotionnelles ou au stress chronique. Cette dimension est intégrée aux plans de traitement,

souvent en collaboration avec d'autres praticiens tels que les psychologues, naturopathes ou ostéopathes.

Quels sont les techniques et traitements en dentisterie naturelle ?

La dentisterie naturelle s'appuie sur une large gamme de techniques et de traitements qui respectent l'intégrité biologique de la bouche tout en favorisant une santé bucco-dentaire optimale. Ces pratiques visent à restaurer, préserver et renforcer la santé dentaire par des méthodes non invasives et biologiquement harmonieuses.

Alternatives naturelles aux matériaux traditionnels

Comme évoqué plus haut, les amalgames au mercure et les composites contenant des perturbateurs endocriniens comme le BPA sont remplacés par des résines biologiques et des composites sans toxines. Ces matériaux, dérivés de composés naturels et testés pour leur biocompatibilité, assurent une restauration dentaire sécurisée et efficace sans compromettre la santé globale du patient.

L'utilisation des huiles essentielles et de la phytothérapie

Les huiles essentielles telles que celles du *tea tree*, du clou de girofle, ou encore de la menthe poivrée offrent des propriétés antiseptiques, anti-inflammatoires et analgésiques naturelles. On l'a vu précédemment, ces substances peuvent être utilisées en bain de bouche, en application locale pour soulager les inflammations gingivales ou même intégrées aux soins quotidiens pour prévenir les infections.

Les huiles essentielles

Bien que puissantes et naturelles, elles doivent être utilisées avec précaution en dentisterie : toujours diluées, jamais ingérées sans avis professionnel, et à éviter chez les jeunes enfants, les femmes enceintes ou les personnes allergiques. Demandez conseil à votre dentiste ou à un professionnel.

Nutrition reminéralisante

La dentisterie holistique insiste beaucoup sur l'importance de la nutrition. Une alimentation riche en minéraux essentiels (calcium, magnésium, phosphore), vitamines (D, K2, C) et pauvre en sucres raffinés contribue à renforcer naturellement l'émail dentaire, diminuer l'acidité buccale et protéger contre les caries.

Probiotiques bucco-dentaires

L'utilisation de probiotiques bucco-dentaires représente une avancée majeure dans la gestion du microbiote oral. Ces probiotiques restaurent un équilibre bactérien bénéfique dans la bouche, diminuent la prévalence des bactéries responsables des caries et de la gingivite, tout en renforçant l'immunité buccale globale.

Vers l'avenir : intégrer la dentisterie holistique au quotidien

La dentisterie holistique n'est plus seulement une tendance marginale ; il s'agit d'une vision profondément enracinée dans la prise de conscience collective de l'importance d'une santé bucco-dentaire et globale. Mais comment pouvons-nous, individuellement et collectivement, intégrer efficacement ces principes dans notre quotidien ?

Une hygiène bucco-dentaire consciente

Le premier pilier de la dentisterie naturelle est l'adoption d'une hygiène bucco-dentaire consciente, axée sur des produits naturels. Le choix de dentifrices bio sans fluor, exempts de perturbateurs endocriniens, est essentiel. Se pose ici la question du rapport bénéfice/risque pour un patient qui a un risque carieux élevé. À mon avis, il doit utiliser un dentifrice avec les doses recommandées de fluor. De plus, l'utilisation régulière du fil dentaire naturel ou écologique permet d'éliminer efficacement les résidus alimentaires tout en réduisant l'impact environnemental.

L'*oil pulling*, pratiqué quotidiennement, offre un bénéfice considérable pour préserver la santé des gencives et équilibrer le microbiote oral, limitant ainsi les interventions dentaires futures. La régularité de cette pratique contribue également à diminuer l'incidence des maladies parodontales et des caries.

Alimentation consciente et santé dentaire

L'alimentation joue un rôle clé dans la dentisterie holistique. Consommer des aliments non transformés et riches en minéraux participe à renforcer l'émail naturellement. Une alimentation variée incluant des légumes verts, des graines, des noix et des protéines de qualité soutient non seulement les dents, mais également la santé générale.

Réduire la consommation d'aliments raffinés et sucrés permet de maintenir un équilibre buccal optimal, en prévenant la croissance excessive des bactéries cariogènes. La consommation régulière d'aliments fermentés, riches en probiotiques naturels, renforce le microbiote oral et immunitaire, réduisant ainsi la vulnérabilité aux infections bucco-dentaires.

Collaboration active avec des praticiens holistiques

Choisir un professionnel de santé dentaire aligné avec une approche holistique est une étape fondamentale si vous souhaitez prendre le chemin d'une santé bucco-dentaire holistique. Ces praticiens offrent une prise en charge globale, privilégiant les techniques douces et naturelles.

Cette collaboration active implique des consultations régulières axées sur l'évaluation de l'état buccal global et non seulement sur les symptômes ponctuels. Un professionnel holistique prendra en compte vos antécédents médicaux – comme tous les praticiens – mais mettra l'accent sur vos habitudes de vie, vos émotions et même vos préoccupations environnementales pour élaborer un traitement personnalisé.

Gestion émotionnelle et dentisterie

La dimension émotionnelle est centrale dans l'approche holistique. Le stress et les tensions émotionnelles influencent fortement la santé buccale, provoquant des troubles tels que le bruxisme, les inflammations gingivales ou encore les déséquilibres bactériens.

Des pratiques quotidiennes simples, comme quelques minutes de relaxation ou de respiration profonde, peuvent considérablement améliorer la gestion du stress, réduisant ainsi les répercussions sur la santé bucco-dentaire.

Responsabilisation et éducation continue

Enfin, la responsabilisation personnelle est au cœur de la dentisterie holistique. L'éducation continue sur les bienfaits d'une approche naturelle et consciente permet d'adopter durablement ces bonnes pratiques. Assister à des ateliers, lire des ouvrages spécialisés, suivre des conseils via des plateformes éducatives renforce l'autonomie et la prise en charge active de sa santé bucco-dentaire.

Je crois sincèrement que la dentisterie holistique ouvre une voie novatrice et durable vers une santé bucco-dentaire optimale et une qualité de vie supérieure. Cette approche intégrative, respectueuse du corps humain et de l'environnement, nous permet d'adopter des pratiques plus naturelles, sûres et en harmonie avec nos besoins biologiques fondamentaux.

En embrassant pleinement les principes de cette dentisterie naturelle – une hygiène consciente, une alimentation adaptée, une gestion émotionnelle efficace, une collaboration active avec des praticiens formés et une responsabilisation personnelle –, nous participons activement à l'émergence d'une société plus saine et plus équilibrée.

Notre avenir dépend des choix que nous faisons aujourd'hui. En choisissant la dentisterie holistique, nous investissons dans la santé de nos dents ainsi que dans notre bien-être global et celui des générations futures. Le train de la dentisterie naturelle est bel et bien lancé. À nous désormais de monter à bord et de contribuer activement à ce voyage passionnant vers une santé durable, consciente et harmonieuse.

Je tiens à vous préciser, cher lecteur, que, personnellement, je ne me définis pas encore comme un praticien exclusivement holistique, car l'état actuel des preuves scientifiques et des outils disponibles ne permet pas toujours une pratique totalement cohérente avec cette approche. J'ai pris à cœur de développer ce chapitre parce que je suis convaincu que c'est le bon chemin, celui que la profession, les industriels et les formations emprunteront progressivement dans les prochaines années, à mesure que la recherche avance et que la demande des patients évolue vers plus de conscience, de prévention et de respect du vivant.

Chapitre 11

La boîte à (vos) questions

Voici un petit florilège des questions qui reviennent le plus souvent lors des consultations… suivi des questions que mes abonnés m'ont posées via les réseaux sociaux !

Pourquoi j'ai souvent des caries malgré une bonne hygiène ?

Plusieurs facteurs peuvent expliquer cela :

- Une salive de mauvaise qualité (peu minéralisée ou en quantité insuffisante, ce qui favorise l'acidité).
- Une prédisposition génétique (émail plus fragile ou dents plus serrées, rendant le nettoyage difficile).
- Une alimentation riche en sucres cachés (sodas, plats transformés, sauces industrielles).

– Un brossage trop agressif qui use l'émail au lieu de le protéger.

Même avec une bonne hygiène, ces facteurs peuvent augmenter le risque de caries. Un suivi régulier chez le dentiste permet d'adapter les soins préventifs.

<u>Quels sont les signes d'urgence, ceux qui exigent une consultation immédiate ?</u>

– Douleur dentaire persistante : une carie profonde, une infection ou une fracture peuvent être en cause.
– Gencives qui saignent régulièrement : signe de gingivite ou de début de parodontite.
– Mauvaise haleine persistante : peut indiquer un problème de gencives ou une infection.
– Sensibilité aux aliments chauds ou froids : souvent due à une carie, une érosion dentaire ou une récession gingivale.
– Dents qui bougent ou qui se déchaussent : cela peut être un signe avancé de maladie parodontale.

L'intelligence artificielle va-t-elle révolutionner les diagnostics dentaires ?

Oui, elle est déjà en train de le faire ! Grâce à l'IA, les dentistes peuvent :

- Détecter des caries et maladies parodontales avant même qu'elles ne deviennent visibles sur une radio classique – comme c'est le cas avec le diagnostic des cancers du sein quelques années plus tôt grâce à l'IA.
- Évaluer les risques orthodontiques chez les enfants en analysant la croissance des dents.
- Personnaliser les traitements avec des analyses ultra-précises.

Les implants dentaires seront-ils bientôt accessibles à tous ?

Le coût des implants reste un frein, mais plusieurs évolutions pourraient les rendre plus accessibles. L'arrivée de matériaux moins coûteux et aussi performants que le titane. Le développement de techniques mini-invasives qui réduisent les coûts et le temps de traitement. Une meilleure prise en charge par certaines mutuelles – déjà le cas pour certains contrats – et par la Sécurité sociale. Le développement du nombre de marques et donc d'offres d'implants fera forcément baisser le prix sans détériorer la qualité à long terme.

Est-ce nécessaire d'enlever les dents de sagesse ? Et y a-t-il un âge idéal pour le faire ?

Les dents de sagesse ou troisièmes molaires apparaissent généralement entre l'âge de dix-sept et vingt-cinq ans. Leur arrivée, souvent redoutée, suscite une question très fréquente aussi bien chez les adolescents que chez les adultes : S'il faut les enlever, à quel moment est-ce préférable ?

Avant toute chose, il est important de comprendre que les dents de sagesse n'ont pas toujours été un problème. Elles étaient à l'origine utiles à nos ancêtres qui avaient une alimentation plus dure, nécessitant une mastication puissante et donc plus de dents. Aujourd'hui, notre régime alimentaire plus tendre et notre mâchoire plus petite font que ces dents deviennent souvent des intruses, sans réelle utilité fonctionnelle, et parfois même sources de troubles.

Dans de nombreux cas, ces dents n'ont pas la place de pousser correctement. Elles peuvent alors pousser de travers, rester coincées partiellement ou totalement dans l'os, ou encore exercer une pression sur les dents voisines. Il n'est pas rare qu'elles soient à l'origine de douleurs, d'inflammations des gencives appelées péricoronarites, de caries ou d'infections.

Pour autant, leur extraction n'est pas systématique. Les recommandations actuelles, notamment celles émises par la Haute Autorité de santé, vont dans le sens d'une approche individualisée. Si les dents de sagesse sont bien positionnées, totalement sorties, alignées, sans carie, sans inflammation et faciles à nettoyer, il n'est pas indispensable de les extraire. Une surveillance régulière par le dentiste suffit dans ce cas.

En revanche, si elles provoquent des douleurs, des infections répétées, des caries – sur elles-mêmes ou sur les dents voisines –, ou aggravent une maladie des gencives, leur extraction devient nécessaire. De même, dans le cadre d'un traitement orthodontique, il peut être recommandé de les enlever pour éviter qu'elles ne déplacent les dents une fois le traitement terminé.

Lorsqu'une extraction est envisagée, l'âge joue un rôle important. Il est conseillé de réaliser cette intervention entre seize et vingt-cinq ans. À cet âge, les racines ne sont pas encore totalement formées et l'os est plus souple, ce qui facilite l'acte chirurgical et améliore la cicatrisation. Au-delà de trente ans, les racines sont plus longues, souvent proches du nerf de la mâchoire inférieure, et les suites opératoires peuvent être plus longues et parfois plus inconfortables.

Il existe aussi la question de l'extraction dite « préventive », c'est-à-dire réalisée avant que les dents de sagesse ne posent problème. Cette approche peut être recommandée dans certaines situations bien précises, notamment lorsque les radiographies montrent une orientation défavorable des dents de sagesse, un risque de lésion ou une difficulté à les nettoyer correctement. Chez les patients à risque comme les immunodéprimés, cette stratégie peut également se justifier.

Comment se déroule l'intervention ? Généralement sous anesthésie locale, parfois sous anesthésie générale lorsque plusieurs dents doivent être retirées en une seule fois ou si le cas est particulièrement complexe. Elle peut avoir lieu en cabinet dentaire ou à l'hôpital. Les suites opératoires sont généralement simples : un gonflement, une gêne à l'ouverture de la bouche, des douleurs modérées contrôlées par des antalgiques. Un arrêt de travail ou scolaire de quelques jours est parfois nécessaire.

À noter que, comme pour tout acte chirurgical, il existe des risques : infections, saignements prolongés, inflammation du site d'extraction (appelée alvéolite), voire, plus rarement, atteinte du nerf alvéolaire inférieur qui peut entraîner un engourdissement temporaire de la lèvre ou du menton. Ces complications sont peu fréquentes, surtout si l'intervention est réalisée dans de bonnes conditions et au bon moment.

En conclusion, il n'est pas toujours nécessaire de retirer les dents de sagesse. Leur extraction doit être décidée au cas par cas, en fonction de leur position, de leur impact sur les dents voisines, de la santé bucco-dentaire générale et du projet orthodontique éventuel. Le meilleur moment pour intervenir, si cela est nécessaire, reste la fin de l'adolescence ou le début de l'âge adulte, afin de faciliter l'intervention et d'en réduire les risques.

Plutôt que de suivre une approche systématique ou anxieuse, la meilleure attitude reste celle du dialogue et de la prévention. Une radiographie panoramique, accompagnée d'un avis dentaire éclairé, permet de faire le bon choix au bon moment. Comme toujours en matière de santé, la clé réside dans une information claire, une observation attentive, et une décision personnalisée.

Qu'est-ce qu'un surfaçage ?

Ah ! Cela est une question importante et qui revient souvent. Le surfaçage radiculaire est un soin dentaire spécifique qui fait souvent l'objet d'inquiétudes. C'est pourtant un geste fondamental dans la prise en charge des maladies parodontales, c'est-à-dire des infections qui touchent les tissus de soutien de la dent, notamment la gencive et l'os alvéolaire.

Pour comprendre ce qu'est un surfaçage, il faut d'abord savoir ce qui se passe dans une bouche atteinte de parodontite. Cette maladie débute souvent par une gingivite (inflammation de la gencive), puis progresse silencieusement vers des zones plus profondes. Des poches parodontales se forment entre la dent et la gencive, dans lesquelles s'accumulent des bactéries pathogènes. Ces bactéries attaquent l'os et les tissus de soutien de la dent, pouvant à terme entraîner un déchaussement et une perte dentaire si rien n'est fait.

Le surfaçage a pour but de nettoyer en profondeur ces poches, en éliminant non seulement la plaque bactérienne, mais aussi le tartre durci qui s'est infiltré sous la gencive, le long des racines dentaires. À l'aide d'instruments spécifiques à ultrasons et de curettes manuelles, le dentiste ou le parodontologue lisse la surface des racines pour les débarrasser de toute colonie bactérienne. D'où le terme de « surfaçage » : on rend la racine plus lisse pour empêcher une nouvelle adhésion des bactéries.

Ce traitement est souvent réalisé sous anesthésie locale pour assurer un confort optimal au patient. Il peut nécessiter une ou plusieurs séances, en fonction de la gravité de la maladie, et être complété par des antibiotiques ou un traitement antiseptique local.

Il est important de noter que, contrairement à certaines idées reçues, le surfaçage ne fragilise pas les dents : au contraire, il stabilise l'état bucco-dentaire du patient et permet souvent d'éviter des extractions. L'inconfort postopératoire est en général modéré et transitoire.

Attention : pour que le surfaçage soit pleinement efficace, il doit s'accompagner d'une hygiène bucco-dentaire irréprochable et d'un suivi régulier chez le dentiste. C'est un véritable partenariat entre le praticien et le patient, dans le but de préserver le capital dentaire à long terme.

En conclusion, le surfaçage est un soin de fond, discret mais puissant, qui permet de donner une seconde chance à des dents menacées par une maladie silencieuse mais redoutable. Une étape essentielle dans la reconstruction d'une bouche saine.

J'ai de fréquentes sinusites, est-ce que ça peut être lié aux dents ?

Oui, c'est tout à fait possible. Beaucoup de gens ne le savent pas, mais les dents du haut, en particulier les molaires et les prémolaires, sont situées juste en dessous des sinus maxillaires. Ces racines dentaires peuvent parfois être très proches, voire entrer légèrement en contact avec les sinus.

Lorsqu'il y a un problème dentaire comme une carie profonde, une infection, un abcès ou encore une fracture invisible d'une dent du haut, cela peut provoquer une inflammation du sinus situé juste au-dessus. On appelle cela une sinusite d'origine dentaire (ou sinusite odontogène). Elle peut engendrer une sinusite à répétition, unilatérale (d'un seul côté) et souvent résistante aux traitements classiques.

De même, lors d'un traitement dentaire (extraction d'une dent, implant, traitement de racine), il peut arriver – surtout si la communication entre la bouche et le sinus est fine – que des bactéries passent dans le sinus et provoquent une infection.

Les signes qui peuvent faire penser à une sinusite liée aux dents sont :

- des douleurs d'un seul côté du visage ou sous l'œil,
- une sensation de pression ou de pesanteur sur une joue,
- des écoulements nasaux d'un seul côté, parfois avec une mauvaise odeur,
- et surtout : la présence d'une douleur ou d'un problème connu sur une dent du haut.

Dans ce genre de cas, il est important de consulter à la fois un dentiste et un ORL. Une radiographie panoramique ou un scanner pourra souvent mettre en évidence un lien entre les dents et le sinus.

En résumé : si vous avez des sinusites à répétition, en particulier toujours du même côté, il est très utile de vérifier aussi l'état de vos dents. La bouche et les sinus sont étroitement liés, et parfois, soigner une dent permet de faire disparaître des sinusites chroniques.

J'aimerais aller à l'étranger pour faire mes soins, ça coûte moins cher… mais est-ce risqué ?

C'est une problématique très actuelle et importante. De plus en plus de patients envisagent aujourd'hui de partir à l'étranger pour effectuer leurs soins dentaires. C'est ce qu'on appelle le tourisme dentaire.

La raison principale de ce choix est souvent simple et compréhensible : le coût. En France, les soins dentaires peuvent représenter une charge importante, surtout lorsqu'il s'agit de traitements esthétiques ou prothétiques non pris en charge ou mal remboursés. Alors, face à des devis parfois inaccessibles, beaucoup se tournent vers des cliniques en Hongrie, en Turquie, au Maroc, en Espagne ou ailleurs, où les prix peuvent sembler bien plus attractifs.

Et je le comprends. Quand on est dans la douleur ou dans le complexe, qu'on a honte de son sourire ou qu'on ne peut plus manger correctement, on cherche des solutions. Et quand on trouve une promesse de soin rapide, complet, et surtout, à moitié prix, c'est tentant. Certains de mes patients sont revenus très satisfaits de leur expérience avec un beau sourire, des soins bien faits et des économies à la clé. Il faut le dire : oui, dans certains cas, cela se passe très bien.

Mais il faut aussi dire la vérité : dans beaucoup d'autres cas, cela peut mal tourner. Et quand c'est le cas, c'est un véritable cauchemar.

Une bouche, ce n'est pas une voiture ou un meuble qu'on peut changer si on se rend compte qu'il y a un défaut. Une dent, un os, une gencive, c'est vivant, c'est fragile, et parfois irréversible. La santé n'a pas de prix !

Ce qu'il faut bien comprendre, c'est qu'en France le système de santé, malgré ses défauts, est très réglementé. Chaque chirurgien-dentiste est inscrit à l'Ordre, encadré par des normes strictes, surveillé par des institutions sanitaires et formé en continu. En cas de problème, il y a une traçabilité, une responsabilité, un recours possible. À l'étranger, ce cadre est parfois beaucoup plus flou ou inexistant.

Et surtout : en cas de problème, une fois de retour en France, il n'y a plus personne ! Les dentistes français sont souvent très réticents à intervenir sur des soins réalisés ailleurs. Pas par arrogance ou mépris, mais parce que la règle est claire : le dernier qui touche est responsable. Cela signifie qu'un praticien qui retouche une couronne mal posée à l'étranger ou qui intervient sur un implant qui bouge devient juridiquement responsable de la suite des complications. Résultat : il ne peut pas vous aider. Et vous, vous vous retrouvez seul avec une bouche abîmée, une facture déjà payée, et parfois, aucune solution.

J'ai vu en cabinet des patients en larmes. Des gens qui avaient mis toutes leurs économies dans des soins réalisés à l'étranger, et qui, quelques mois plus tard, revenaient avec des douleurs, des infections, des implants mal positionnés ou des travaux prothétiques irréversibles. Parfois, je ne pouvais rien faire, ou alors au prix d'un traitement encore plus lourd que ce qu'ils auraient payé en France au départ. Et je voyais dans leurs yeux le regret, la frustration, mais aussi l'angoisse de devoir vivre avec des séquelles.

Mais j'ai aussi vu d'autres patients heureux de leur expérience. Ce n'est donc pas un tableau tout noir ou tout blanc. Il ne s'agit pas de juger, mais d'informer.

Alors, si vous envisagez de vous faire soigner à l'étranger, voici quelques conseils essentiels pour limiter les risques et prendre une décision éclairée :

1. Prenez plusieurs avis : ne vous fiez jamais à une seule clinique, un seul devis, ou un site Internet bien présenté. Demandez plusieurs devis, parlez avec différents praticiens, comparez les approches.
2. Cherchez des témoignages réels : méfiez-vous des avis uniquement en ligne. Essayez de parler à de vrais patients, que vous pouvez appeler ou rencontrer, pour qu'ils vous racontent leur expérience de vive voix. Demandez à votre entourage ou cherchez des groupes de discussion sérieux sur les réseaux.
3. Évitez les séjours « express » : les soins dentaires, surtout lourds (implants, bridges complets, extractions multiples), nécessitent du temps. Le corps a besoin de cicatriser, de s'adapter. Les traitements en trois jours sont séduisants mais peuvent être dangereux. Privilégiez les cliniques qui prennent le temps nécessaire.
4. Vérifiez les qualifications : renseignez-vous sur la formation des praticiens, leur expérience,

leur réputation dans leur pays. Une belle clinique ne garantit pas un bon praticien.

5. Posez la question de la prise en charge en cas de problème : que se passe-t-il si un implant tombe, si une prothèse casse, si une infection survient ? Qui prend en charge ? Est-ce prévu dans le contrat ?
6. Demandez toujours un dossier complet : radios, devis détaillés, matériaux utilisés, plan de traitement écrit. Cela vous permettra d'avoir une trace et de consulter un autre professionnel en cas de doute.

Le coin des abonnés

Parce que je crois aux vertus de la transparence et de la communication, parce que je suis persuadé que c'est en sortant de nos cabinets que nous toucherons le plus de monde et, tout simplement, parce que j'aime créer des contenus en lien avec mon métier-passion : pour tout cela, je suis très actif sur Instagram. Alors il m'a paru évident de donner la parole à mes abonnés pour les inclure dans cet ouvrage.

Parce que c'est aussi votre livre, voici les réponses à toutes vos questions. Merci de votre bienveillance. Votre curiosité est ma force ♥.

– sarah.x_v_x et gwen_dcrz – « *Mon émail est très fin : puis-je quand même faire un blanchiment ?* »

Oui, mais encore une fois, et surtout dans un cas spécifique comme le tien, seulement sous le strict contrôle d'un professionnel. On choisira un produit faiblement dosé ou un éclaircissement en gouttière sur mesure et jamais de lampes de forte intensité. Concernant la sensibilité, elle sera normale, mais il conviendra de bien la gérer. Si elle devient trop forte, je pense qu'il est inutile de continuer et de s'acharner à faire un blanchiment. L'esthétique est importante, mais pas à n'importe quel prix. Malgré mes réticences vis-à-vis du fluor, un gel désensibilisant au fluor pour renforcer l'émail peut être recommandé. Et on peut utiliser un dentifrice désensibilisant. On vérifie aussi évidemment qu'il n'y a pas de caries et la sensibilité entre les séances pour un résultat plus doux, mais sécurisé.

– arnohlv – « *Comment as-tu les dents aussi blanches : naturel ou traitement ?* »

Hahaaaa, je vais dévoiler mon secret ! Comme je l'ai expliqué tout au long de l'ouvrage, l'important est d'aimer son sourire. Le mien ne me plaisait pas, j'avais les dents usées et toutes petites à cause de mon tempérament énergique et du bruxisme. De plus, je souffrais d'hypersensibilité. J'ai donc fait des facettes et recouvert mes dents du fond de céramique (appelé « table top »). Aujourd'hui, je peux par exemple boire de l'eau fraîche au réveil, ce que je ne pouvais pas faire avant. Je croque la vie à pleines dents. Surtout, j'adore mon sourire et il fait un bien fou à mon bien-être physique et mental !

– karaneyge – « *Comment avoir les dents blanches naturellement ?* »

Comme on l'a évoqué à plusieurs reprises dans l'ouvrage, on va avant tout miser sur la prévention et les bonnes habitudes au quotidien : brossage deux fois par jour, détartrage et polissage réguliers. Éviter les aliments colorants (café, thé, épices, vin rouge…). Boire un verre d'eau après leur consommation. Surtout : éviter les mauvais conseils comme le citron, le bicarbonate pur ou le charbon qui abîment l'émail.

– judith_makeup_artist – « *Tache jaune due à excès de fluor (fluorose) : solution ?* »

Si la coloration est légère : une micro-abrasion et un éclaircissement externe permettront de donner un ton plus uniforme. Si la fluorose est marquée : cela signifie que la décoloration est profonde et permanente et il faut alors recourir à des facettes ou à des résines composites très fines pour masquer la zone.

– tizaleformation – « *Bains de bouche tous les jours : bon ou pas ?* »

Pour une bouche saine, inutile : à long terme, cela peut déséquilibrer la flore. On réserve un antiseptique (chlorhexidine…) aux cures courtes (gingivite, chirurgie). L'idéal est de toujours demander à son dentiste. Mais si tu fais le bain de bouche à l'*oil pulling*, alors tu peux le faire chaque jour !

– orthophodrey – « *Brossettes ou fil dentaire ?* »

Déjà : bravo pour ce geste indispensable au quotidien ! Je préconise les brossettes interdentaires dès qu'un espace le permet – avec diamètre adapté et toujours commencer par le plus petit diamètre puis augmenter progressivement, car souvent on pense que ça ne passe pas. Les brossettes retirent 30 % de plaque en plus que le fil. Et on passe au fil dentaire pour les contacts serrés et les zones postérieures où la brossette ne passe pas.

– clecle911 – « *Faut-il mettre beaucoup de dentifrice ?* »

Non : la taille d'un pois (adultes) ou d'un grain de riz (enfants) suffit ; trop de pâte fait de la mousse mais n'améliore pas le nettoyage. Le secret est dans la durée : deux minutes complètes et la méthode (cf. chapitre sur la routine hygiène).

– sarah.x_v_x – « *Brosse manuelle ou électrique ?* »

L'électrique oscillo-rotative retire en moyenne 20 % de plaque en plus et limite la pression. Une manuelle à poils souples reste excellente si la technique est parfaite. En vrai ? Choisis celle avec laquelle tu es à l'aise, c'est la meilleure façon d'être régulier.

– daadouce – « *Les étapes du brossage ?* »

La méthode B.R.O.S. :

B comme Brossez haut et bas séparément.

R comme Rouleau ou mouvement rotatif pour brosser dents et gencives du rose vers le blanc.

O comme Oblique : on incline la brosse à quarante-cinq degrés sur la gencive.

S comme Suivez un trajet pour faire le tour de toutes les dents sans oublier le dessus.

– sarah.x_v_x – « Oil pulling *: avant ou après le brossage ?* »

Après le brossage pour conserver les bienfaits des ingrédients.

– sabrinahdii – « *Antibiotiques = solution à une infection dentaire ?* »

Non : ils calment la poussée, mais ne soignent pas la cause, comme un abcès. Seul un soin local (dévitalisation, drainage, extraction) résout l'infection. Les antibios sont des béquilles, pas des traitements définitifs.

– marionnette1502 – « *Peut-on stopper l'agénésie dentaire ?* »

L'agénésie (absence congénitale) est génétique. On ne peut la prévenir, mais on compense : mainteneur d'espace, orthodontie, puis implant ou bridge à la fin de la croissance. Un dépistage familial précoce aide à planifier.

– laurie.gui – « *Perte osseuse de la gencive, que faire ?* »

D'abord, un bilan parodontal : détartrage profond, contrôle de la plaque, questionnaire sur les habitudes (tabac, génétique...). Arrêt du tabac et contrôle de la glycémie. Si la perte est modérée ou avancée : greffes possibles suivant les cas.

La parodontite est évolutive : le meilleur traitement est avant tout un diagnostic et une prise en charge précoce.

– ummm.elias – « *Soigner une parodontite à cinquante ans et plus ?* »

Il n'est JAMAIS trop tard : débridement sous-gingival, bilan bactérien, antibiothérapie ciblée si besoin, puis entretien et surveillance tous les trois ou quatre mois. Hygiène impeccable avec rééducation sur les méthodes d'hygiène quotidiennes et arrêt des facteurs de risque comme le tabac sont les clés pour stopper la mobilité et sauver un maximum de dents.

– karaneyge – « *Entretenir ses dents pendant la chimiothérapie ?* »

Il faut effectuer un bilan dentaire avant le début puis utiliser une brosse ultra-souple et un dentifrice fluoré neutre, faire des bains de bouche sans alcool (0,05 % de chlorhexidine si inflammation), et maintenir une hydratation fréquente pour contrer la xérostomie. Consultez avant chaque cycle pour soigner caries ou tartre. Les soins se feront en accord avec le médecin.

Et : tenez bon !

– etienne5658 – *« Douleur au simple contact alors que pas de carie ? »*

Cela peut être dû à une multitude de causes : collet déchaussé, micro-fêlure, hypersensibilité suite à un brossage vigoureux, ou même dents usées par le bruxisme. Plusieurs solutions sont possibles : vernis fluoré, ajustement d'occlusion et gouttière peuvent soulager la douleur (liste non exhaustive).

– rita.houd – *« Bridge ou rien si l'implant est trop cher ? »*

Laisser un vide risque d'entraîner une migration des dents voisines. Un appareil amovible est une bonne alternative économique et facile à réaliser en attendant un futur implant ou une solution définitive !

– amphisana – *« Durée de vie d'un implant ? »*

90 % sont encore en place après dix ans ! Le secret réside dans un entretien impeccable (brossage et brossettes) et un contrôle annuel. On peut même ainsi prolonger à vingt ans et plus. En revanche, des facteurs comme le tabagisme et/ou un diabète mal équilibré peuvent réduire cette longévité.

– joy_rostan – « *Comment être sûr qu'une dent dévitalisée est irréparable ?* »

On va réaliser un scanner 3D et un test de fissuration : si la racine est fracturée verticalement ou que la perte osseuse entoure plus de 50 % de la racine, le pronostic est défavorable. Sinon, on peut réaliser une reprise du traitement de dévitalisation. Une chirurgie apicale peut encore sauver la dent.

– alexlartiste – « *Le bicarbonate évite-t-il le tartre et blanchit-il ?* »

Le bicarbonate est abrasif donc il enlève les taches superficielles. Mais, utilisé trop fréquemment, il use l'émail et irrite la gencive. Contre le tartre, il change peu la minéralisation. L'idéal est une hygiène rigoureuse et un détartrage professionnel régulier !

– laure_lta – « *Diabète type 1 : l'hygiène bucco-dentaire influence-t-elle la glycémie ?* »

Oui : une infection parodontale chronique libère des médiateurs inflammatoires qui augmentent l'insulinorésistance. Un brossage rigoureux et un détartrage semestriel aident à stabiliser l'HbA1c et réduisent les pics glycémiques.

– jonqueti – « *Tabac/médicaments anticancer : effets sur les dents ?* »

L'usage du tabac entraîne plus de tartre, accentue la parodontite et c'est un facteur de risque des cancers buccaux. Certaines chimiothérapies ou biphosphates diminuent la quantité de salive et fragilisent l'os.

– sarah.x_v_x – « *Les chewing-gums sont-ils bons pour les dents ?* »

Sans sucre et avec du xylitol : oui, ils stimulent la salive et baissent le pH après le repas. Éviter de le mâcher plus de vingt minutes si vous souffrez de mâchoire douloureuse. Attention : le chewing-gum ne se substitue pas au brossage !

– zorart87 – « *Rôle des soignants auprès des personnes dépendantes ?* »

Ils occupent un rôle primordial pour accompagner les personnes dépendantes dans leur hygiène quotidienne et dans la détection précoce des douleurs. Ils vont aussi aider à orienter vers un dentiste quand c'est nécessaire, même si la personne est contre. Leur vigilance contribue aussi à éviter la dénutrition, car une personne qui mange mal aura tendance à manger de moins en moins et les conséquences pour l'organisme sont terribles.

– siha_bel – « *Les microbes de la bouche influencent-ils la santé générale ? Peut-on aller mieux en les modifiant ?* »

Oui : un déséquilibre du microbiome buccal augmente le risque de maladies cardiaques, de diabète mal contrôlé ou de prématurité. À l'inverse, une flore équilibrée limite l'inflammation dans tout l'organisme. On l'améliore par un brossage soigné et du fil dentaire, par une alimentation pauvre en sucres ajoutés, l'arrêt du tabac, des détartrages réguliers et, bientôt, des probiotiques buccaux prometteurs. Éviter l'abus de bains de bouche antiseptiques aide aussi à préserver les « bonnes » bactéries.

– sophia__bkk – « *Comment lutter contre le bruxisme ?* »

1. Gouttière nocturne faite sur mesure.
2. Réduction du stress (sport, respiration).
3. Rééquilibrage occlusal si contacts prématurés.
4. Limiter caféine/alcool le soir.
5. Kinésithérapie ou botox dans les cas sévères.

– sophia__bkk – « *Comment et quand se méfier d'un dentiste ?* »

Le plus important est de se sentir à l'aise avec son praticien. Il faut poser des questions, ne pas hésiter. Si les explications restent floues, le devis bâclé et qu'il n'y ait pas de radios ou d'examens alors que c'est nécessaire… *Warning !* Un second avis et un délai de réflexion sont normaux avant un gros traitement et si on en ressent le besoin.

– marti_johana – « *Ton conseil à un jeune dentiste ?* »

Je dirais de bien choisir le ou les premiers lieux de travail qui vont façonner ton exercice. Commence à ton rythme, en faisant des actes avec lesquels tu es parfaitement à l'aise.

Le but est de prendre du plaisir dans ton métier-passion. Pour avoir envie de sauter du lit au réveil à la perspective d'une journée de travail excitante, il faut que celle-ci te ressemble, avec des actes que tu prends plaisir à faire.

Forme-toi le plus possible, car ta progression est la plus importante les premières années de ta carrière. En prenant du plaisir, tu auras toute l'empathie nécessaire pour prendre soin à la perfection de tes patients.

Et surtout : toujours faire passer l'amour avant l'argent. L'amour du patient et du bon plan de traitement pour lui.

En suivant ces conseils, tu feras un travail de qualité, les patients seront satisfaits et te recommanderont. Tu prendras du plaisir et auras la très belle réussite et le bel épanouissement que je te souhaite.

– sab_happylittlethings78 – « *Pourquoi des taches noires se forment-elles sur les dents ?* »

Elles viennent souvent d'un dépôt de ce qu'on appelle des chromogènes (thé, fer, sirop pédiatrique…) et qui sont captés par une flore particulière. Mais cela peut aussi être des caries débutantes. Un détartrage avec polissage les élimine lorsqu'il s'agit de taches, un soin en cas de caries. Il faut contrôler l'alimentation et les habitudes et renforcer l'hygiène pour éviter leur retour.

– Romdem22 – « *Mes dents sont ultra-sensibles au froid, que faire ?* »

Commencer par un dentifrice désensibilisant matin et soir et ne rincer qu'à peine pour laisser les éléments agir. Brossage souple, gestes doux, arrêt des sodas et jus acides. Ton dentiste peut poser un vernis fluoré ou une résine protectrice sur les racines.

Mais avant tout : il faut consulter pour chercher si les causes ne sont pas une fissure, un déchaussement des collets, une carie…

– Chix_demo – « *Le charbon actif blanchit-il vraiment les dents ?* »

Il frotte les taches superficielles mais reste abrasif : à long terme, il use l'émail et assombrit la dent. Pour éclaircir sans danger : détartrage et polissage puis, si besoin, éclaircissement chez un dentiste. Garde le charbon pour un usage occasionnel, jamais quotidien. Ton sourire durera plus longtemps et tes gencives te diront merci !

– Vibesonly95 – « *Être 100 % végétal, est-ce plus cariogène ?* »

Le risque vient surtout des snacks sucrés comme les dattes, les smoothies… Mon conseil est de rincer la bouche ou de boire de l'eau après ces aliments collants.

En ce qui concerne l'alimentation : s'assurer d'avoir un apport suffisant en calcium et vitamine D pour l'émail. Et bien sûr : avoir une hygiène irréprochable. Dans ces conditions, tu as le même risque carieux qu'un omnivore.

– Quentinvegeta – « *Je serre les dents en gaming, je dois porter un protège-dents ?* »

Oui : une gouttière souple moulée par le dentiste absorbe la pression et protège l'émail. Fais des pauses, étire la mâchoire et hydrate-toi souvent pendant le jeu. Si douleurs au réveil, un bilan bruxisme complet peut être utile. Ton joystick souffrira moins… tes dents aussi !

– Valérie.miato – *« À quel âge peut-on mettre un appareil ? »*

Certains appareils interceptifs : dès six ou sept ans pour élargir une mâchoire trop étroite. Les bagues se posent plutôt vers onze ou douze ans, quand les dents définitives sont là. Un premier contrôle orthodontique à huit ans détecte tôt les problèmes et peut écourter le traitement futur. Donc : on surveille tôt et on traite au bon moment !

– Soulef.yhye – *« Combien de grignotages sans abîmer mes dents ? »*

Chaque snack déclenche vingt minutes d'acidité qui fragilise l'émail. Prends l'habitude de rincer ta bouche après et limite au maximum les sucres. Privilégie les fromages, noix ou les légumes crus qui sont tes alliés.

– Titi_serta – *« La brosse à dents connectée vaut-elle le prix ? »*

Elle minute le brossage, montre les zones oubliées, avertit si tu appuies trop fort… Elle est idéale pour les enfants, car elle leur apprend les bons réflexes ou pour les pressés qui zappent des secteurs. Bien aussi pour ceux qui sont porteurs de bagues.

Si tu maîtrises déjà un bon brossage, une brosse classique suffit ; sinon, elle est une alliée pour te rééduquer. La version connectée est surtout un « coach motivation ».

– Romain.gravoxhe – « *Respirer par la bouche la nuit, c'est grave ?* »

Bouche sèche = salive protectrice en moins, pH acide, risque accru de caries et halitose. Consulte un ORL (nez bouché ?) ou un spécialiste du sommeil (un pneumologue).

– Maxime.Dev.13 – « *Le décaf tache-t-il moins ?* »

Non : les pigments restent les mêmes, seule la caféine disparaît. Mêmes conseils que pour le café classique : bois un verre d'eau ensuite et attends trente minutes avant de brosser pour ne pas abraser un émail ramolli.

– Kidzonia – « *Mon enfant refuse le brossage, des astuces ?* »

Transforme l'acte en activité ludique : utilisation d'un minuteur ou d'un sablier rigolo, brosse à dents animal ou de son personnage préféré… Essaie d'intégrer le brossage dans un rituel. Vous pouvez aussi vous brosser les dents ensemble, devant le miroir ! Imitation = motivation.

Si le blocage est total, on passe aux choses sérieuses : on se met à hauteur de l'enfant, on lui brosse doucement pendant une minute les dents, puis on allonge ce *timing* quand il coopère. Et on prévoit une petite récompense (autocollant, histoire) pour ancrer l'habitude.

– Surace1.1 – *« L'eau de mer abîme-t-elle les dents ? »*

Pas vraiment : elle est même minéralisante ! Le danger, c'est le sable abrasif coincé et les sodas de plage. Rince-toi à l'eau douce après la baignade, bois beaucoup et brosse normalement le soir.

– NebulaNina – *« Pourquoi certaines personnes bâillent-elles quand on leur nettoie les dents ? »*

Bien observé ! La stimulation mécanique du palais mou active le nerf vague, déclenchant un réflexe parasympathique de détente… et le bâillement ! C'est signe que votre corps passe brièvement en « mode repos », pas d'un manque d'oxygène. Respirez par le nez et penchez légèrement la tête ; le réflexe s'atténue. Le dentiste peut aussi éviter les ultrasons trop près du voile du palais si le réflexe est trop prononcé et empêche le soin, mais c'est quand même très rare.

– GlobeTrotTom – *« Pourquoi les pilotes d'avion reçoivent-ils parfois des plombages préventifs ? »*

Les variations de pression en altitude peuvent piéger l'air sous un vieux composite et créer une douleur explosive, appelée « barodontalgie ». Un contrôle dentaire régulier les protège. On rencontre le même risque pour les plongeurs : pression inverse mais même recette avec des plombages étanches. Les astronautes, eux, doivent avoir une dentition absolument parfaite avant leur mission et emportent un kit d'urgence dentaire à bord !

– CryptoChloe – *« Un piercing à la langue peut-il vraiment fendre une dent ? »*

Oui : la bille en métal frappe les incisives jusqu'à trois mille fois par jour ! Des microfissures invisibles s'ouvrent et finissent par casser l'émail, voire la dent entière. C'est également un nid à bactéries. Malheureusement, c'est une mode qui a des conséquences sur la santé bucco-dentaire.

– Eclipse.123 – *« Peut-on perdre une dent à force de jouer de la trompette ? »*

La pression du bec sur les incisives peut les déplacer vers l'arrière chez les ados en croissance. Les pros utilisent une gouttière fine ou renforcent l'embouchure en résine. Chez l'adulte, c'est rare, mais on observe parfois une résorption racinaire minime. Un réglage régulier de l'instrument prévient ces problèmes.

– JazzJules – « *Pourquoi certaines personnes ont-elles une haleine qui sent le poisson ?* »

Elles manquent d'une enzyme hépatique et accumulent la triméthylamine (syndrome TMAU). La molécule se diffuse dans la salive malgré un brossage parfait. Un régime pauvre en choline (œufs, poisson, légumineuses) et des antibiotiques ciblés réduisent l'odeur. Dentistes et médecins travaillent ensemble sur ce cas rare.

– CryptoCristal – « *Le titane d'implant peut-il déclencher une alerte aéroport ?* »

Non, n'aie crainte : tu ne sonneras pas si tu prends l'avion ! Le titane pur est faiblement magnétique et rarement détecté par les portiques. Mais les nouveaux détecteurs millimétriques peuvent afficher une « zone opaque ». Ils sont habitués.

– Fanny.descluze – « *La sauce soja attaque-t-elle vraiment les plombages blancs ?* »

Elle contient des pigments foncés (mélanoïdines) qui infiltrent la résine composite neuve pendant les quarante-huit premières heures après la pose.

Solution : éviter sauces foncées et café la première journée après un plombage esthétique. Passé ce délai, la surface est assez dure pour résister à la coloration normale.

Postface

Il est d'usage, et c'est bien normal, de justifier de son expertise. C'est le fameux « d'où je parle » qui est parfois utilisé à tort et à travers. J'aurais pu commencer par là. Mais comme, à mon sens, le contenu vaut mieux que le contenant, j'ai préféré d'abord partager avec vous le fond.

D'où je parle, donc… De mon expérience quotidienne. Elle vaut ce qu'elle vaut mais elle est « de terrain » et de cœur ! Car j'exerce mon métier avec cœur.

Je suis installé comme dentiste depuis une dizaine d'années. Si je dois être complètement transparent avec vous, ce n'était pas gagné ! Je ne suis pas issu d'un milieu où « l'on pose sa plaque », où l'exercice d'une profession libérale est chose naturelle et acquise. Je n'étais pas non plus parmi les meilleurs en classe, loin de là. Mais j'avais des amis pour qui les études étaient importantes, dont un de qui j'étais très proche, que j'admirais. Ses frères aînés faisaient médecine et, très vite, j'ai été fasciné par l'abnégation que cela supposait.

C'était décidé : je ferais mentir le déterminisme et serais dentiste. J'étais inarrêtable !

Je suis entré en dentisterie comme on entre dans les ordres, comme on prête serment – d'ailleurs, je l'ai prêté –, c'est-à-dire que j'y suis entré avec foi. La foi en la nécessité de prendre soin des autres – d'aussi loin que je me souvienne, j'ai toujours eu le goût de prendre soin des autres –, la foi en la prévention.

Car, vous l'aurez compris en lisant cet ouvrage, je préfère prévenir plutôt que guérir. Notre système de santé occidental repose sur le schéma inverse, mais pour moi, un bon patient est un patient qui ne consulte pas ou, du moins, que pour de la prévention ! Ou alors seulement le temps d'apprendre les bienfaits et les gestes de la routine qui préserveront sa santé.

Mes combats ? Démythifier les soins dentaires. Remettre entre vos mains la maîtrise de la préservation de vos dents. Et agir sur votre bien-être mental et vous redonner confiance. Cette confiance, je ne l'ai pas toujours eue et elle me fait encore parfois défaut. Je la cultive, notamment en souriant. J'ai choisi de sourire et je souris tous les jours, plusieurs fois par jour, dès la première heure – ce fameux « une minute ». Ce n'est pas seulement une posture, c'est une vraie hygiène de vie. Une astreinte même. Mais une astreinte pour le meilleur.

Comme on se lave les dents, comme on se douche ou comme on se passe de la crème sur le visage : je souris. Certains font des étirements au réveil, d'autres de la méditation... Moi, je me place devant le miroir et je (me) souris une minute durant.

Je ne suis pas naïf, je vis dans le même monde que vous et, parfois, ce sourire me coûte. Mais ce n'est rien comparé à ce que j'y gagne. L'homme est un animal de mélancolie, le seul moyen d'enrayer le *spleen* consiste à prendre le contrôle de ses émotions pour cultiver celles liées à la joie. Or, le meilleur outil pour cela est, à mon sens, de (se) sourire. C'est à la portée de tous, j'ose croire que cet ouvrage vous a convaincu de cela.

Certains crieront à la candeur, qu'importe. La vie est trop courte pour qu'on prête l'oreille aux cyniques, à ceux qui ont banalisé le fait de vivre dans une société où il est normal de voir quelqu'un pleurer dans le métro et de taxer de fou quelqu'un qui rit tout seul. Je renvoie les esprits chagrins alimenter le « cartel de la dépression ». Aux autres, tous les autres : je vous invite à vous mettre dans la fréquence de la joie. Car à une époque où beaucoup de choses nous poussent à la morosité, l'individualisme et le cynisme, j'ai choisi d'opposer confiance, dynamisme et joie. Cela passe, notamment, par le sourire.

J'ai vu certains patients pleurer parce que je leur « redonnais » un sourire. Je ne m'en vante pas, ce n'est pas la question. Je leur dis plutôt : « Vous l'avez mérité. Vous avez dépensé du temps et de l'énergie, vous avez surmonté vos peurs, vous êtes resté des heures en fauteuil. Bravo, vous l'avez mérité. Mais n'allez pas croire que c'est un miracle. C'est normal. C'est normal d'avoir un sourire. » Je suis persuadé que, pour un monde meilleur, il faut s'aimer soi-même. Or, trop souvent, mes patients souffrent d'un manque d'estime qui entache l'amour qu'ils pourraient développer envers eux-mêmes et, par ricochet, envers les autres. C'est pour cela que je fais le lien entre le bien-être physique et le bien-être mental.

Se dire qu'il y a des gens qui s'empêchent de sourire, c'est pour moi un échec.

Quand on me questionne sur mon métier, quand, dans un dîner, une soirée, on me demande : « Et toi, tu fais quoi, toi ? » Je réponds que je prends soin du sourire des gens. C'est mon job, ma vocation.

Il y a un temps de réflexion chez mon interlocuteur. Il fronce les sourcils, cherche… « Mais, c'est-à-dire ? » Prendre soin du sourire des gens peut passer par tellement de choses !

Oui, je suis dentiste et je travaille autant à votre santé qu'à vous donner ou rendre le sourire. Cela est ma profession de foi. Je m'y emploie au quotidien auprès des patients, mais aussi par le biais de la communication via les réseaux sociaux, qui sont une caisse de résonance formidable et un moyen d'atteindre les jeunes.

Plus que jamais, il est nécessaire que les professionnels investissent ce terrain pour ne pas laisser le champ libre aux charlatans. Mais plus que jamais aussi, il faut doubler cela d'une approche « dans la vraie vie ». Aidés des ministères concernés, il faut que nous, professionnels, allions dans les écoles pour poser les fondements d'une génération avec toutes ses dents. Il faut imaginer des contenus ludiques et accessibles pour toucher les plus jeunes.

Ce livre est, je l'espère, une première pierre à l'édifice. Ensemble, posons les suivantes !

Remerciements

Ce livre est né d'une passion, mais il a été porté, page après page, par l'amour, le soutien, l'inspiration et la force que j'ai reçus tout au long de ma vie.

Je voudrais ici remercier, du plus profond de mon cœur, toutes celles et ceux qui ont contribué, de près ou de loin, à faire de moi ce que je suis aujourd'hui. Ce n'est pas un simple hommage, c'est une déclaration d'amour.

À ma famille, qui m'a ancré, élevé et transmis des valeurs essentielles.

À mes amis, qui m'ont vu dans mes joies comme dans mes doutes, et qui ont toujours cru en moi, même dans mes silences.

À mes modèles, qui se reconnaîtront : vous m'avez éclairé la voie, vous avez semé en moi cette idée que les rêves se réalisent.

À mes patients, qui me font confiance, qui m'apprennent chaque jour à écouter, à m'adapter, à grandir.

Et à ceux qui m'inspirent de loin, sans le savoir, par leur lumière, leur œuvre, leur parole ou leur simple manière d'être.

Je ne peux citer tout le monde (il me faudrait un autre livre pour cela), mais chaque personne qui se reconnaît dans ces lignes doit savoir ceci : je t'aime et je te remercie. Merci de ta présence, ton énergie, ton regard, tes mots. Tu es une part de mon équilibre et une force sur laquelle je m'appuie dans la tourmente.

Merci également et surtout à Emmanuel, Charlotte et Margaux, sans qui ce projet n'aurait pu aboutir. Ce livre est notre œuvre commune, et c'est une immense fierté et une immense joie de partager ça avec vous.

Grâce à vous, j'ai eu le courage d'écrire ce livre. Grâce à vous, je me sens prêt à affronter les défis de demain. Que ce livre soit en retour un modeste cadeau. Une façon de dire merci d'exister dans ma vie.

Avec toute ma gratitude,
Nicolas.

TABLE DES MATIÈRES

Cet ouvrage a été imprimé en France par
CPI Firmin-Didot
16 rue Firmin Didot
27650 Mesnil-sur-l'Estrée (France)

pour le compte des Éditions Fayard
13 rue du Montparnasse, 75006 Paris
info-fayard@editions-fayard.fr
en juin 2025

Composition réalisée par Belle Page

PAPIER CERTIFIÉ

fayard s'engage pour
l'environnement en réduisant
l'empreinte carbone de ses livres.
Celle de cet exemplaire est de :
0,500 kg éq. CO_2
Rendez-vous sur
www.fayard-durable.fr

N° d'édition : 69-4889-3/1 - N° d'impression : 184502